Ariane Willikonsky

ÜBUNGEN FÜR DEN LAUT »SCH«

Lautdifferenzierung
Lautanbahnung
Lautstabilisierung

FON FACHVERLAG

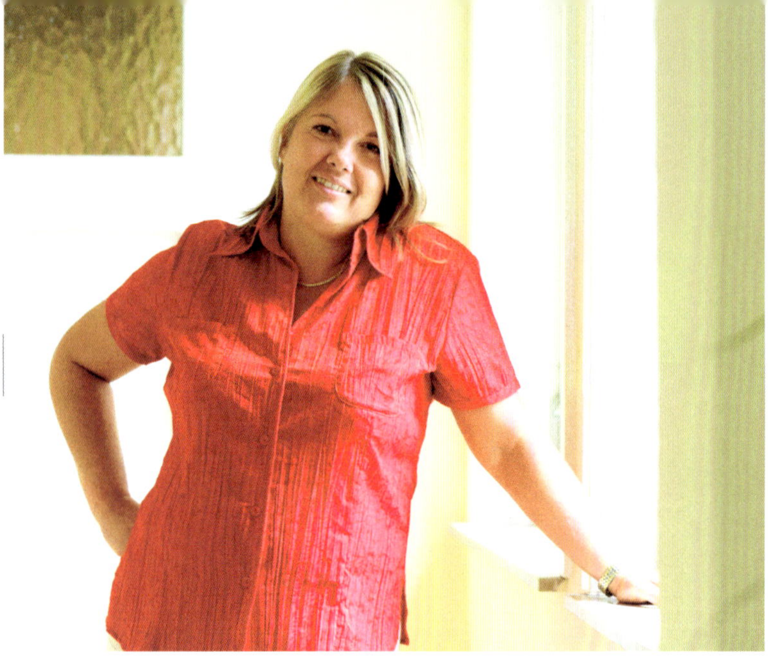

Liebe Eltern, liebe ErzieherInnen, liebe TherapeutInnen,

die Bildung des Lautes SCH bereitet vielen Kindern im Vorschulalter noch Probleme. Ihnen rutscht dabei die Zunge zwischen die Zähne oder sie ersetzen ihn z.B. durch ein S.

Die vorliegende Übungsmappe soll den Kindern den Erwerb des Lautes SCH spielerisch erleichtern. Die Übungen eignen sich zum Einsatz in der Sprachtherapie, im Kindergarten, z.B. im Vorschulunterricht oder zur Unterstützung des Lese- und Schreiberwerbs in der Grundschule. Sie sind aber leicht umsetzbar und können daher auch Zuhause den Lauterwerb unterstützen. Keinesfalls können sie jedoch bei einer Sprachentwicklungsverzögerung eine logopädische Behandlung ersetzen sondern diese allenfalls ergänzen.

Dies ist ein praktisches Übungsheft für Kinder, daher habe ich auf Fachtermini verzichtet. Die wichtigsten Hinweise für Eltern, Pädagogen und Therapeuten finden Sie aber in Kurzform jeweils unterhalb der Übung bei der Zielangabe.

Bei Fragen und Anliegen, können Sie sich jederzeit auch persönlich an mich wenden.

Ich wünsche allen Kindern viel Freude beim Spielen und allen Eltern, LehrerInnen, ErzieherInnen und TherapeutInnen einen großen Lehrerfolg. Das vorliegende Arbeitsmaterial möge Sie in Ihrer Arbeit unterstützen.

Herzliche Grüße
Ariane Willikonsky

Die Autorin ist wie folgt erreichbar:

FON Institut
Marktplatz 3
70372 Stuttgart
Telefon: 0711 8826888
www.foninstitut.de
info@foninstitut.de

Inhalt

Informationen zur SCH-Lautbildung

Die Artikulation des Zischlautes **SCH** bereitet Kindern im Vorschulalter häufig noch Probleme. Die Kinder ersetzen den Laut durch ähnlich klingende Laute, z.B. **S** oder **CH1** oder Ihnen rutscht bei der Bildung die Zunge zwischen die Zähne. In der Fachsprache wird die Schwierigkeit bei der Lautbildung des Lautes **SCH** Schetismus genannt.

Beispiele

1. **Auslassung**
   Ule statt Schule
2. **Vertauschungen**
   Sule statt Schule
3. **Fehlbildung**
   Thule statt Schule

Bis zum 4. Lebensjahr entspricht dies der ganz normalen Sprachentwicklung und ist kein Anlass zur Beunruhigung. Wichtig ist zu diesem Zeit nur, dass das Kind in der Lage ist, die Zischlaute **S, SCH** und **CH1** voneinander zu unterscheiden und dass die Mundmuskulatur altersgerecht entwickelt ist. Bis zum Eintritt in die Schule sollte das Kind dann spätestens in der Lage sein, alle Laute der Muttersprache fehlerfrei auszusprechen. Es sollte daher eine Logopädin hinzugezogen werden, wenn Probleme bei der Lautdifferenzierung auftreten, wenn die Zunge nicht nur bei der Lautbildung zwischen die Zähne rutscht oder das Kind den Laut **SCH** mit 4,5 Jahren noch fehlbildet.

Aufbau der Übungsmappe

Die Spiele und Übungen sind chronologisch aufgebaut. Begonnen wird mit der Identifizierung und Erkennung des Lautes im Wort, dann erfolgt die Vorbereitung des Lautes über mundmotorische Übungen. Darauf folgend wird an der Differenzierung zu anderen Lauten gearbeitet. Im Anschluss daran finden Sie Übungen zur Lautanbahnung.
Die Stabilisierung erfolgt von der Laut- über die Silben- zur Wortebene. Hier wird zunächst das **SCH** einzeln und im Anlaut geübt, dann im Inlaut und zuletzt im Auslaut. Es folgen Übungen mit **SCH**-Lautverbindungen, so zum Beispiel die Lautverbindung /St/ und /Sp/, die im Anlaut /Scht/ und /Schp/ gesprochen werden. Nun wird an der Übertragung der korrekten Lautbildung auf die Satzebene bis hin zur Textebene gearbeitet. Letztlich erfolgt dann durch alltagsbezogenes Üben der Transfer der korrekten Lautbildung in die Spontansprache.

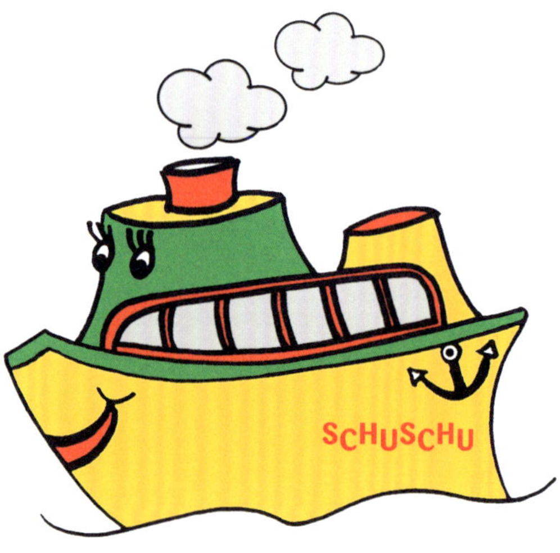

Kleiner SCH-Test

Übungsanleitung

Bitte sage mir, was du auf den Bildern siehst.

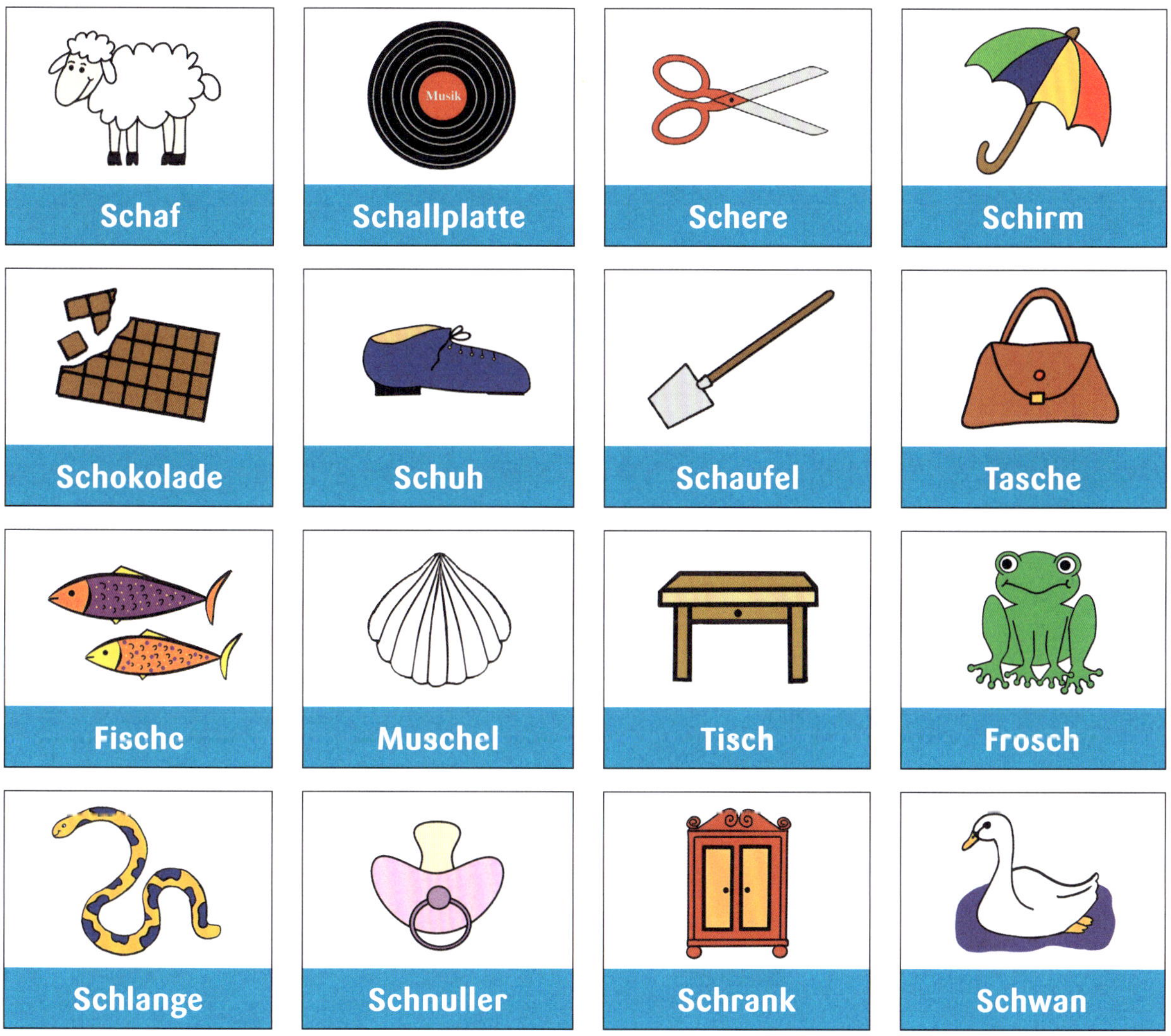

Übungsziel

Der kleine **SCH**-Test soll Ihnen zeigen ob und wann das Kind Schwierigkeiten mit der **SCH**-Bildung zeigt. Zunächst finden Sie Gegenstände die mit einem **SCH** beginnen, dann steht das **SCH** im Inlaut, Auslaut und in Verbindung mit einem Konsonant.

SCH-Hörgeschichte

Übungsanleitung

Das ist das Dampfschiff Schuschu. Schuschu liebt es sehr wenn es rauscht **schsch**. Ich lese dir nun eine Geschichte vor.

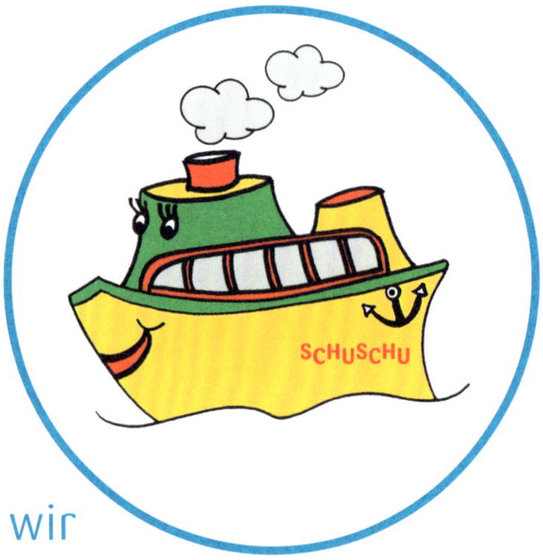

Hallo, ich bin Schuschu und bin ein Dampfschiff und wohne an der Nordsee. Vielleicht hast du schon einmal ein Dampfschiff gesehen. Wir haben einen oder auch mehrere große Schornsteine aus denen Dampf strömt **SCHSCHSCH**. Ich liebe es, wenn die Wellen rauschen **SCHSCH**. Besonders wenn wir weite Strecken über die Meere fahren **SCHSCHSCH**. Wir kämpfen uns durch kleine Wellen **SCHSCHSCH** und sehr hohe Wellen **SCHSCHSCH**. Manchmal ziehen wir auch schwere Lasten, dann brauchen wir noch mehr Kraft und das Rauschen wird lauter **SCHSCHSCH**. Kannst du auch einmal so laut rauschen, wie ein starkes Dampfschiffchen? Und nun sei einmal ganz leise **SCHSCHSCH**. Was hörst du? Fällt dir vielleicht auch eine Situation ein, in der Du ein **SCHSCHSCH** hören kannst?

Übungsziel

Ziel dieser Übung ist die Lautwahrnehmung. Das Kind lernt den Laut **SCH** als Phänomen kennen. Lesen Sie dem Kind die Geschichte vor und betonen Sie dabei ganz besonders das **SCH**. Achten Sie dabei darauf, dass Ihre Stimme unterschiedlich klingt, aber der Laut trotzdem immer gut zu hören ist. Wenn das Kind von selbst mitspricht, geht es hier aber noch nicht um eine korrekte Aussprache. Daher korrigieren Sie bei dieser Übung bitte nicht.

Schuschus Dampfschiffflotte

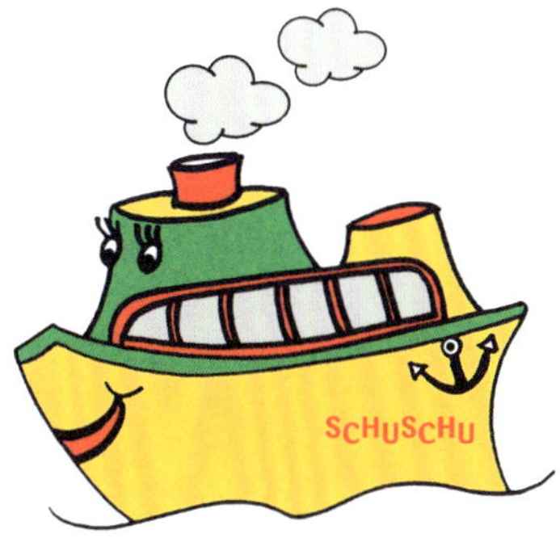

Übungsanleitung

An einem schönen Strand von Schweden liegt eine Dampfschiffflotte, zu der auch Schuschu gehört. Es sind aber auch Schiffe da, die hier nur zu Gast sind und eine Pause machen, bevor sie zurück in ihren Heimathafen fahren. Die Schiffe, die zu Schuschus Dampfschiffflotte gehören, erkennst du daran, dass sie ein Rauschen im Namen haben **schsch**. Die Gastschiffe haben das nicht. Ich lese dir nun die Namen der Schiffe vor und du sagst mir ob du ein Rauschen im Namen hörst oder nicht. Die Namen klingen sehr ähnlich, daher musst du sehr genau zuhören.

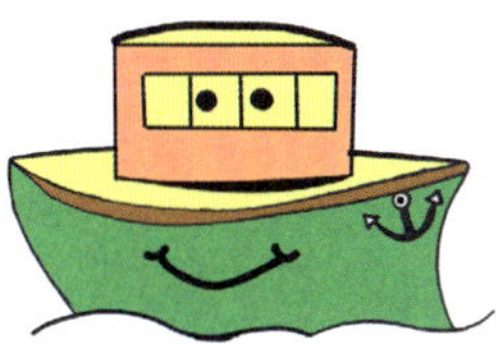

SCHUSCHI

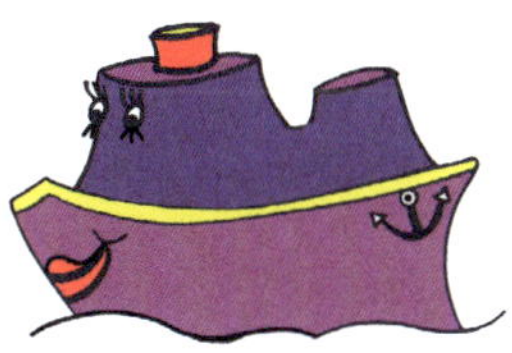

SUSI

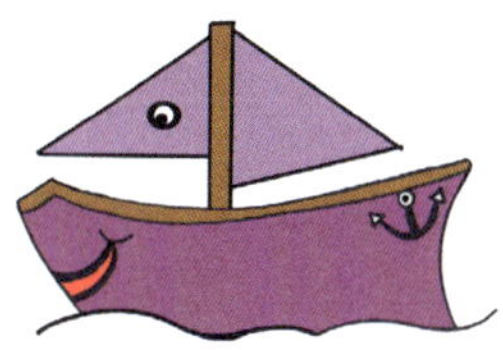

SCHULI

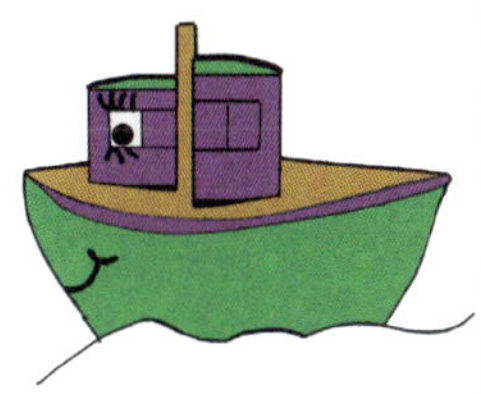

SUCHI

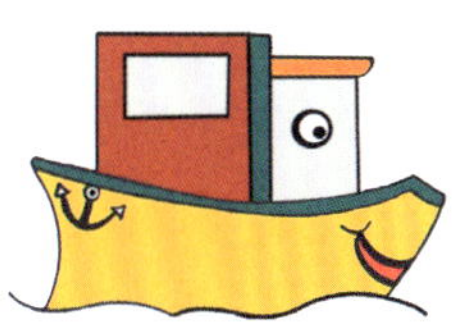

SUSCHI

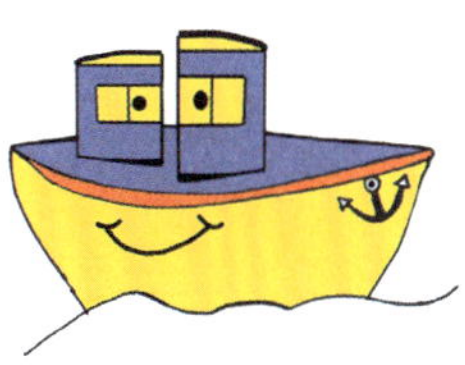

SUSU

USCHI

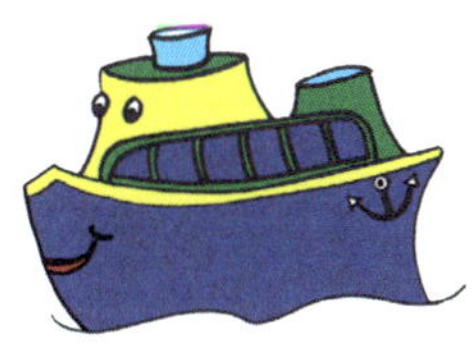

SULO

Übungsziel

Das Ziel dieser Übung ist die Erkennung des Lautes **SCH** in Nichtwörtern. Sprechen Sie beim Lesen der Namen ein sehr deutliches **SCH**.

SCH-Minimalpaare

Übungsanleitung

Ich lese dir nun einige Wörter vor und du sagst mir ob sie ganz gleich sind, oder ob du einen Unterschied hörst. Wenn die Wörter ganz gleich sind, zeigst du auf das Bild von Schuschu, wenn du einen Unterschied hörst, zeigst du auf das Bild Schuschus Freundin Susi.

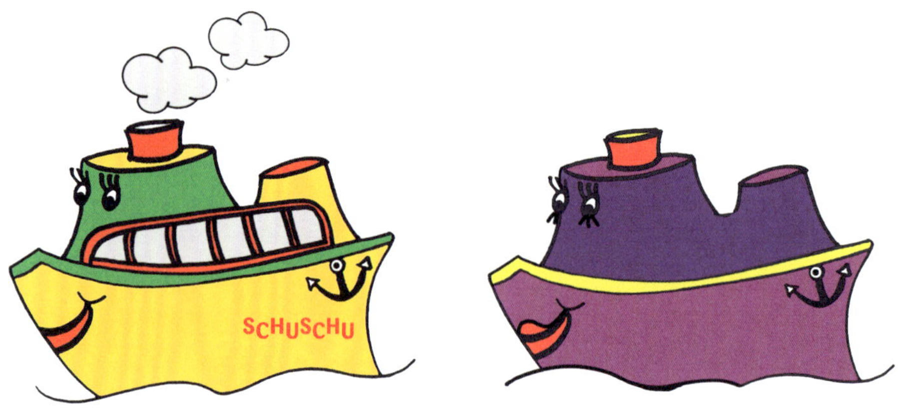

Tasche – Tasche Sicht – Schicht Bus – Busch Wasser – waschen	schätzen – schätzen Busch – Busch Masche – Masche Suppe – Schuppe	Tasche – Tasse Busch – Busch Masche – Masche Seuchen – scheuchen	Kuschen – kuschen Tasche – Tasche Buch – Busch Waschen – Wasser
Tauschen – tauchen Fleisch – Fleiß Schaum – Schaum Kuchen – kuscheln	Selten – schelten setzen – schätzen kuschen – Kuchen Masse – Masse	scheuchen – scheuchen Sicht – Sicht Tasse – Tasche Schuppe – Suppe	Sitz – Schlitz Tasse – Tasche Schaum – Saum Masse – Masche
Asse – Asche Schal – Saal Fisch – Fis Schon – Sohn	Essen – Eschen Pfade – schade Schal – Schaf Fähre – Schere	Schein – Bein Schaal – Pfahl Schere – Schere Schaut – Haut	Schon – Sohn Schalen – malen Schal – Schal Fisch – Fisch

Übungsziel

Ziel dieser Übung ist die Lautidentifizierung und die Lautdifferenzierung. Das Kind lernt den Laut **SCH** zu erkennen und von anderen Lauten zu unterscheiden. Es handelt sich um sehr ähnlich klingende Minimalpaare, insbesondere zu **SCH** und **S**, da diese Vertauschungen am häufigsten vorkommen.

Hörst du das SCH?

Übungsanleitung

Bitte benenne die Bilder und ziehe einen Kreis um alle Dinge, die ein SCH enthalten.

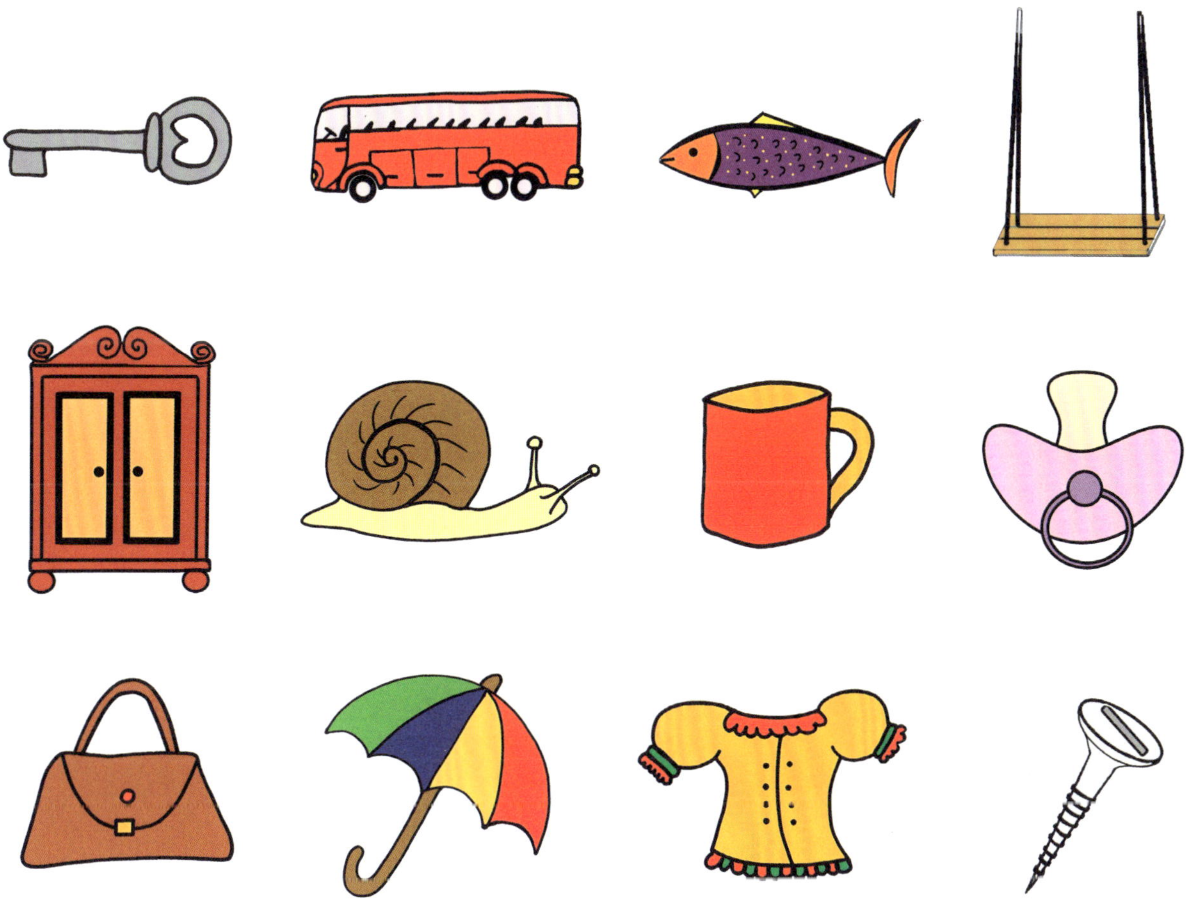

Übungsziel

Die Übung zeigt, ob es dem Kind gelingt das **SCH** herauszuhören.

Schneewittchen

Übungsanleitung

Ich lese dir die Geschichte von Schneewittchen vor.
Du sollst immer ganz laut klatschen, wenn du ein SCH hörst.

Es war einmal ein wunder**sch**önes Mädchen, das hatte Haare so **sch**warz wie Ebenholz und eine Haut so weiß wie **Sch**nee. Darum wurde es **Sch**nee-wittchen genannt. Dass **Sch**neewittchen so **sch**ön war, ärgerte seine **St**ief-mutter. Als diese nämlich ihren **Sp**iegel fragte: „**Sp**ieglein, **Sp**ieglein, an der Wand, wer ist die **Sch**önste in diesem Land." Antwortete der **Sp**iegel: „Ihr seid die **Sch**önste hier, aber **Sch**neewittchen ist 1000 mal **sch**öner als ihr". Da be**sch**loss die böse **St**iefmutter **Sch**neewittchen zu töten. **Sch**nee-wittchen musste sich bei den **sch**lauen Zwergen ver**st**ecken und eines Tages kam ein junger Prinz, der es mit auf sein **Sch**loss nahm, wo sie bis an ihr Lebensende glücklich lebten.

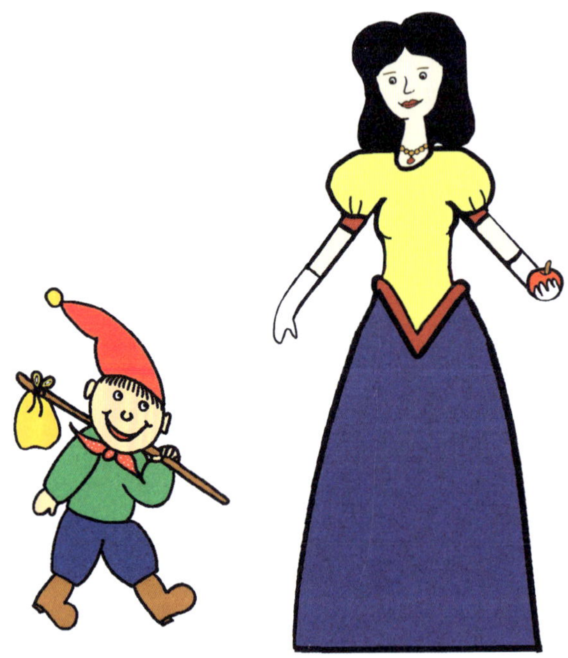

Übungsziel

Ziel dieser Übung ist die Lautidentifikation. Das Kind lernt den Laut aus der Sprache herauszuhören. Lesen Sie dem Kind hierfür die Geschichte vor und sprechen Sie dabei jedes **SCH** ganz laut und deutlich.

Wo hörst du das SCH?

Übungsanleitung

Ich spreche dir nun einige Worte vor. Du sagst mir wo du ein **SCH** gehört hast, am Anfang, in der Mitte oder am Ende des Wortes. Wenn du dir sicher bist, darfst du ein Kreuzchen an die entsprechende Stelle unter das Bild setzen.

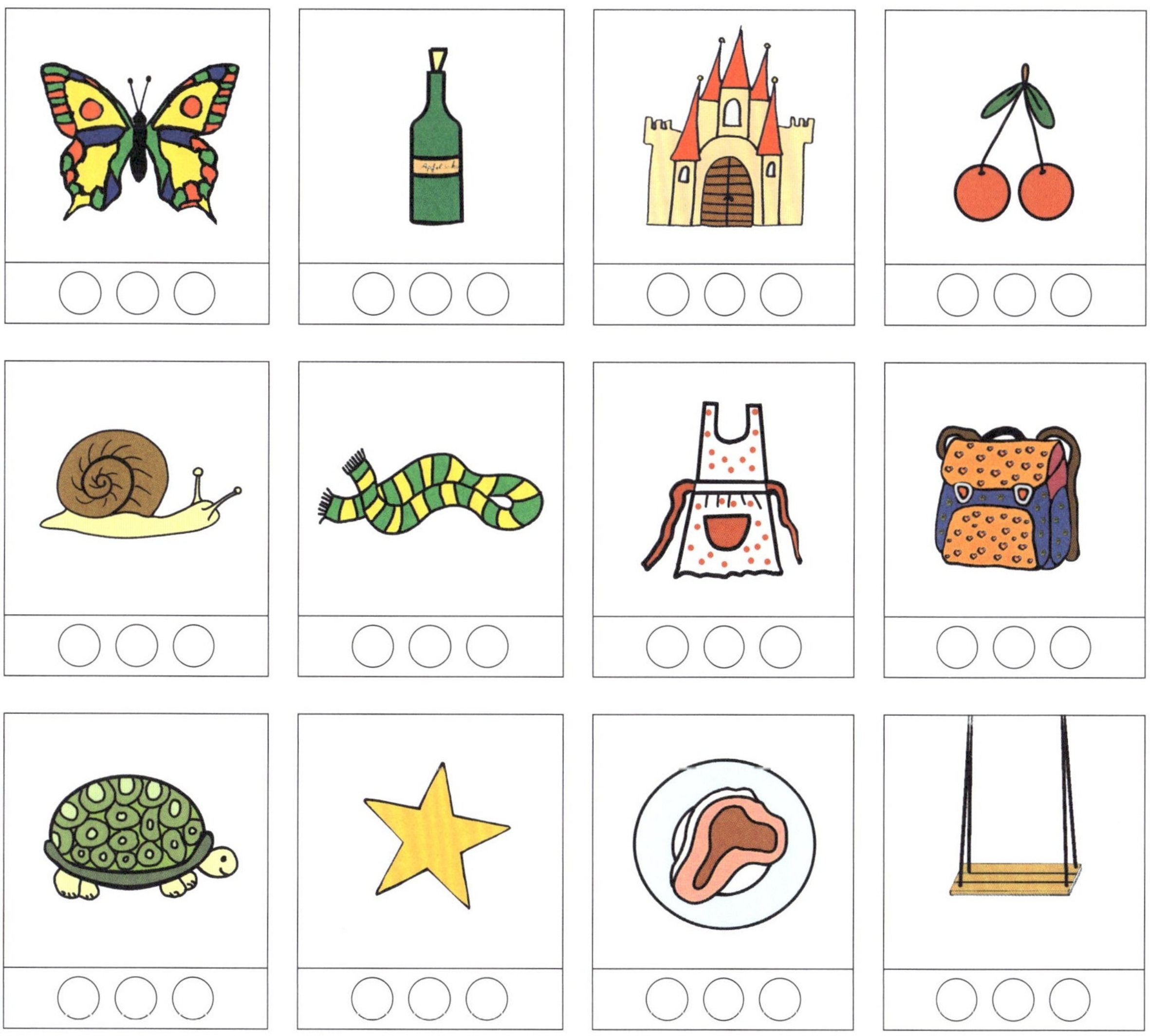

Übungsziel

Die Übung fördert das genaue Hinhören, an welcher Stelle in einem Wort der Laut **SCH** steht.
Übungsworte: Schmetterling, Flasche, Schloss, Kirsche, Schnecke, Schal, Schürze, Schulranzen, Schildkröte, Stern, Fleisch, Schaukel.

Schweineschnutensprache

Übungsanleitung

Wir machen nun eine Schweineschnute. Dabei runden wir die Lippen und wölben sie vor. Jetzt wollen wir uns einmal in der Schnutensprache unterhalten: „Hallo ich bin das Schnutenschwein ..."

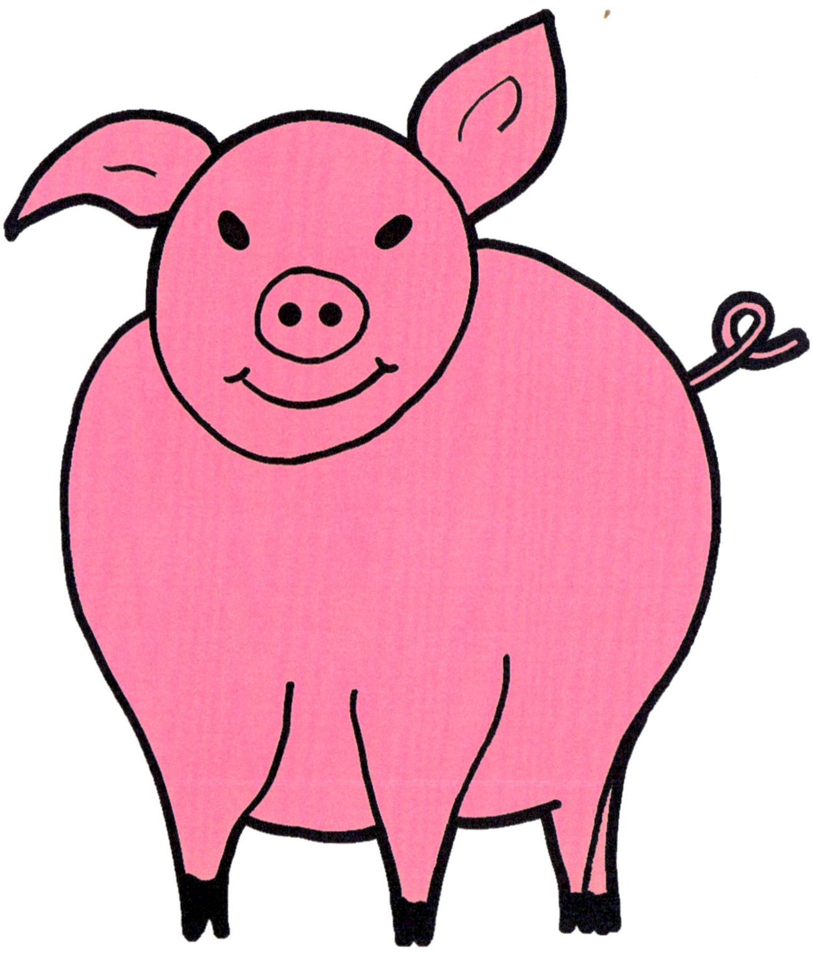

Übungsziel

Vorbereitung der Mundmotorik auf die korrekte **SCH**-Bildung.

Pustefußball

Übungsanleitung

Wir nehmen nun ein Stück Watte oder knüllen aus einem Papierstreifen einen kleinen Ball und spielen Pustefußball. Sieger ist, wer die meisten Tore schießt.

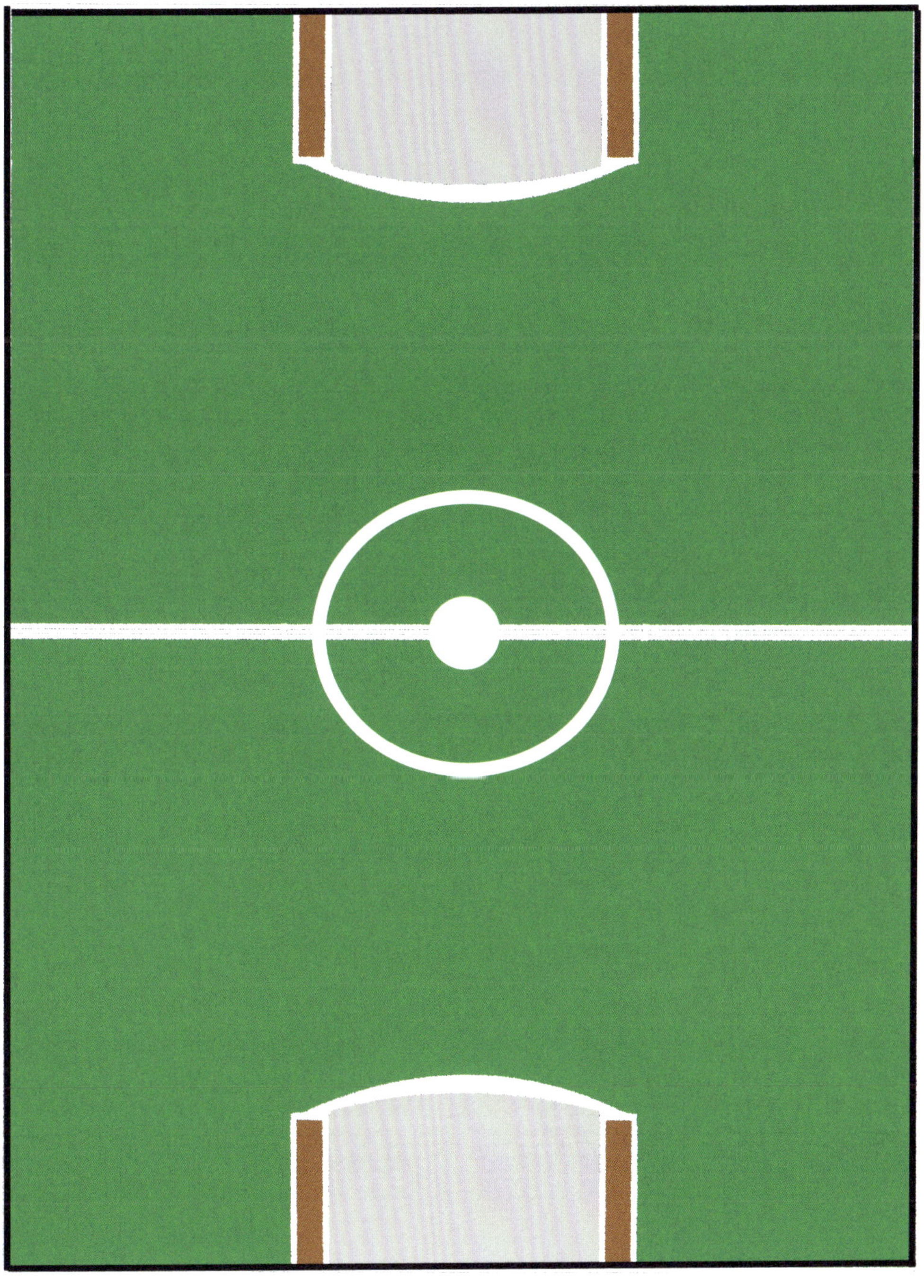

Übungsziel

Mundmotorische Vorbereitung des Lautes **SCH** über das Pusten.

Mundmotorik mit Schuschu
Lippen- und Zungenübungen

Übungsanleitung

Schuschu, das kleine Dampfschiffchen kann tolle Grimassen machen.
Kannst du das auch? Probiere es einmal.

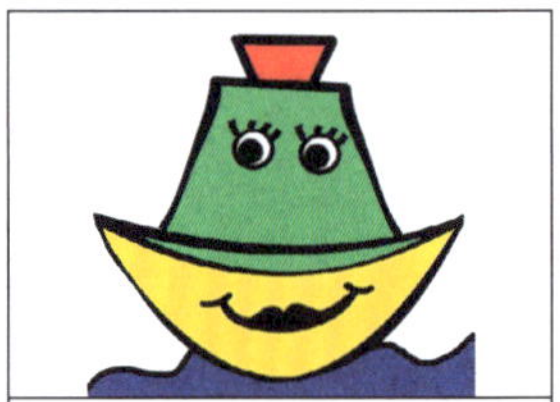

Lippen geschlossen breit ziehen

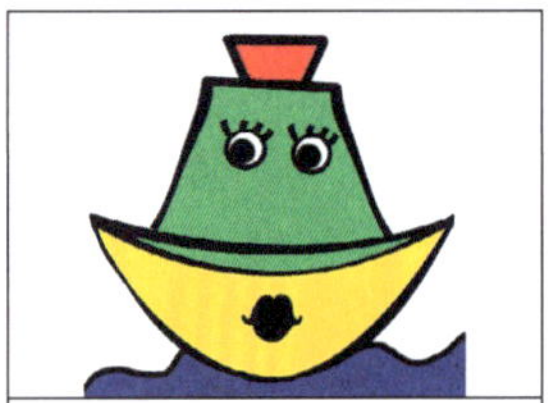

Lippen geschlossen spitzen

Lippen offen breit ziehen

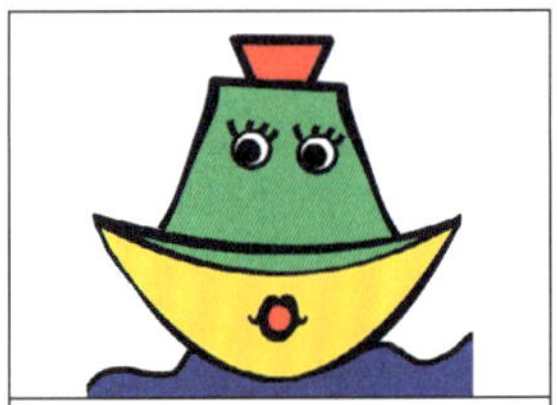

Lippen offen spitzen

Mund aufreißen

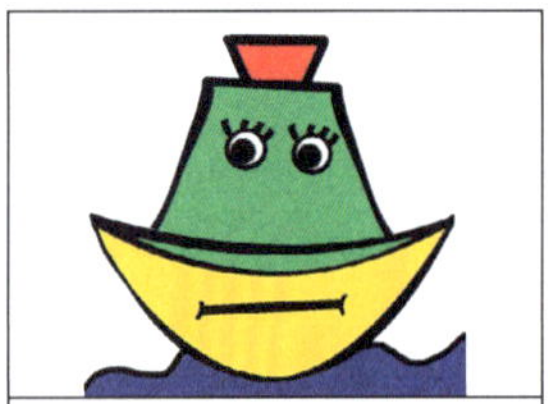

Mund zusammenkneifen

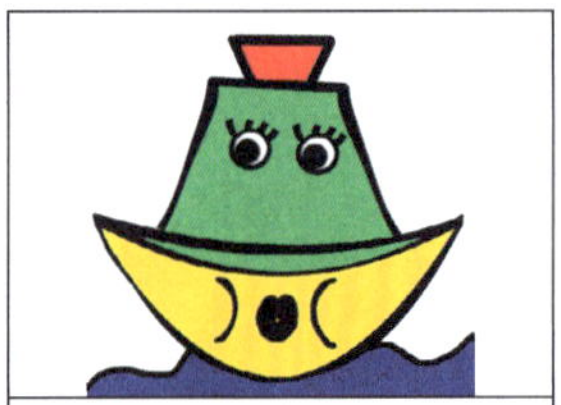

Backen aufblasen

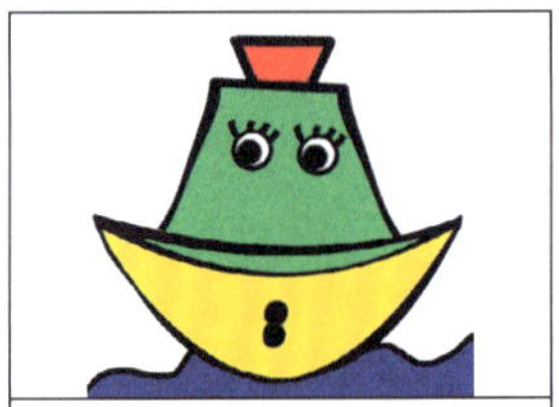

Backen zusammenziehen

Zunge zur Nase

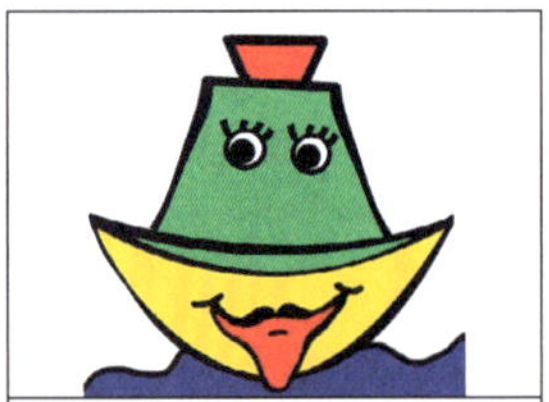

Zunge zum Kinn

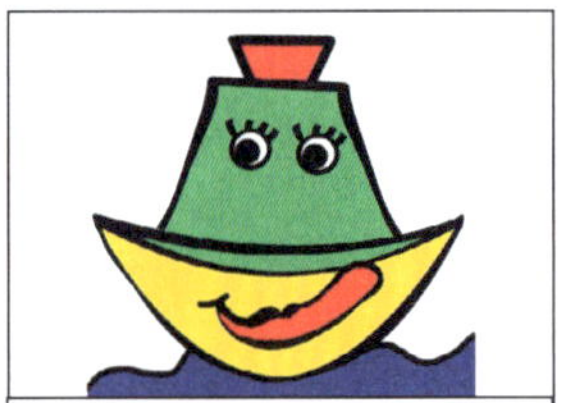

Zunge zum rechten Ohr

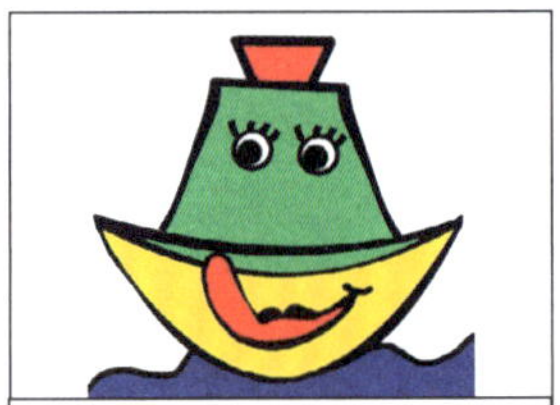

Zunge zum linken Ohr

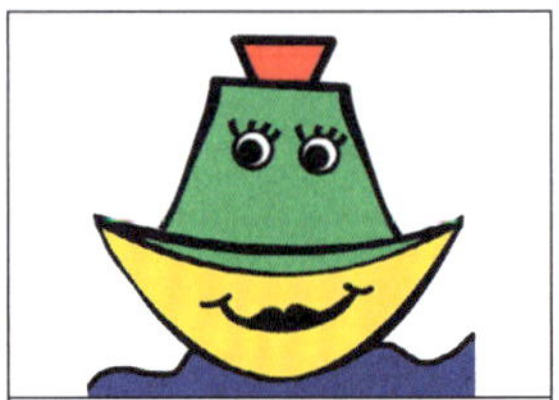

Zunge im Mund lassen

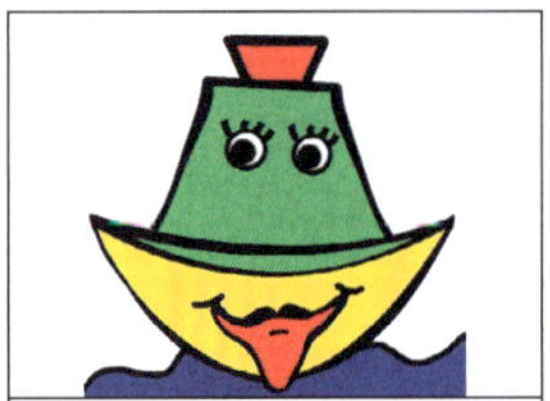

Zunge weit herausstrecken

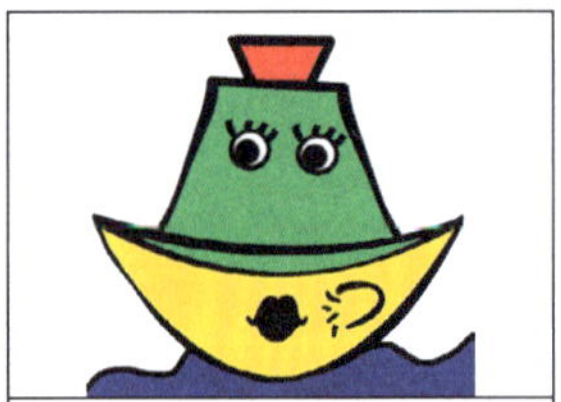

Zunge in die rechte Backe bohren

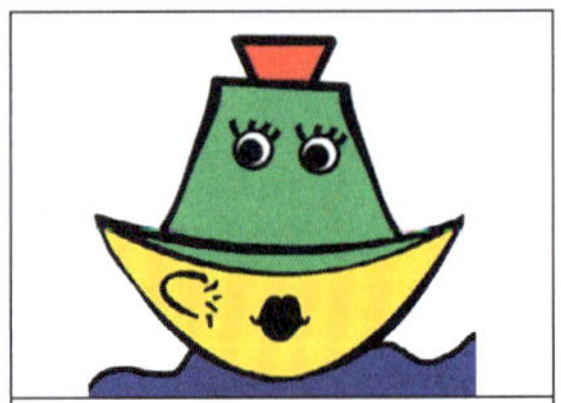

Zunge in die linke Backe bohren

Übungsziel

Lautvorbereitung über mundmotorische Übungen für die Bildung des **SCH**.

Wellenrauschen

Übungsanleitung

Es wird mit einem Zahlenwürfel gewürfelt. Je nach Augenzahl darfst du Wellen ins Meer malen. Dabei ahmst du laut das Wellengeräusch **schschsch** nach.

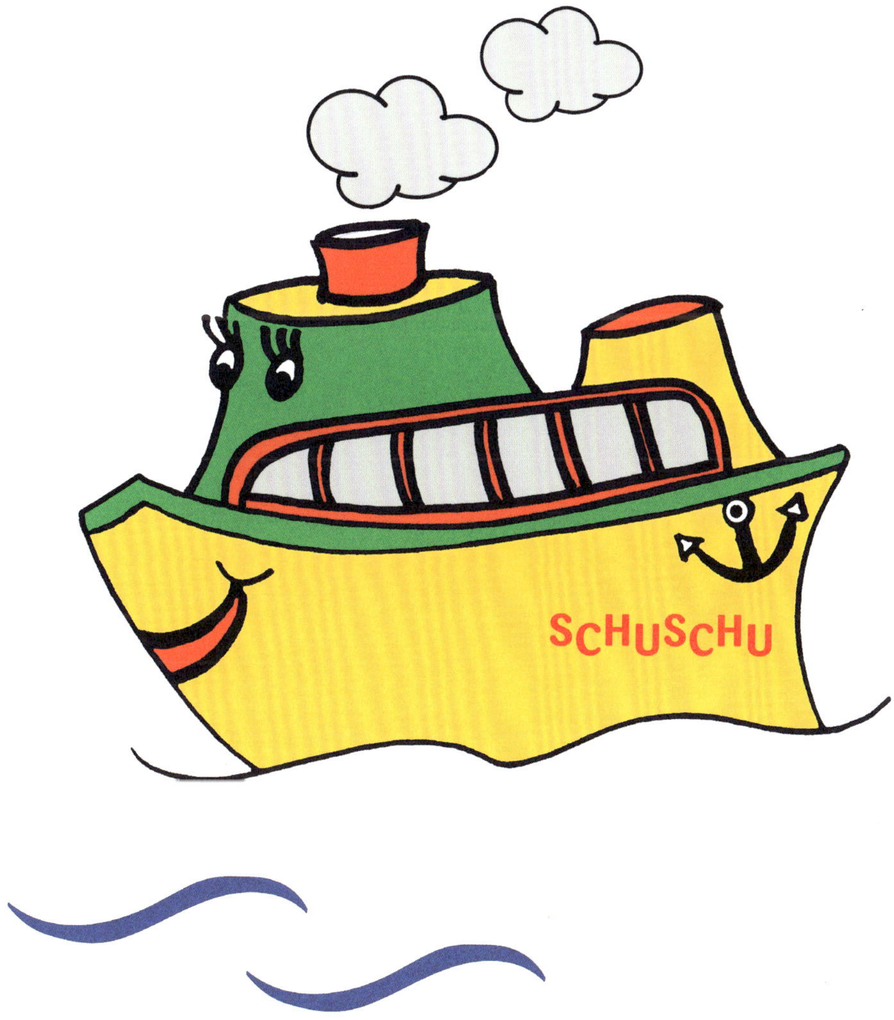

Übungsziel

Ziel dieser Übung ist die Lautstabilisierung auf Lautebene. Die Nachahmung eines Geräusches fällt Kindern oft leichter als die direkte Lautbildung. Ist das **SCH** als Einzellaut erfolgreich angebahnt worden, kann man in dieser Übung mit der Stabilisierung beginnen. Hierbei darf man nicht erwarten, dass das Kind den neu erlernten Laut sofort auch im Wort oder gar beim spontanen Sprechen korrekt bildet. Zunächst sollte der neu erlernte Laut auf Lautebene stabilisiert werden.

Pakete sammeln

Übungsanleitung

Für dieses Spiel brauchst du einen Farbwürfel. Schuschu fährt zu verschiedenen Häfen um Pakete abholen. Die Pakete heißen A, E, I, O, U und Ei. Du fährst mit einem Stift die Fahrt zu den Häfen nach und sagst dabei laut die jeweilige Silbe, also Scha, sche, schi, scho, schu oder schei.

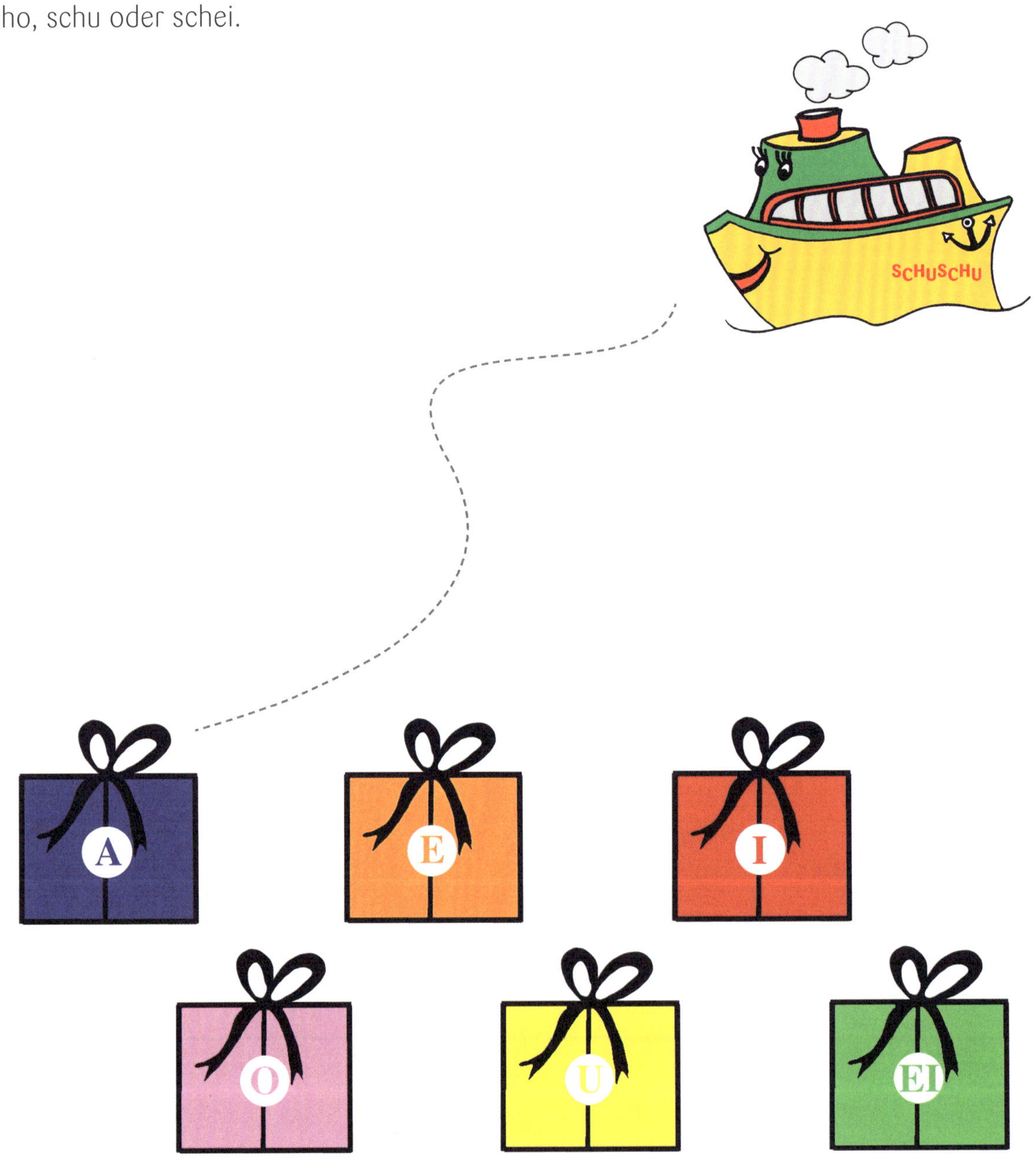

Übungsziel

Stabilisierung des Lautes **SCH** auf Silbenebene.

SCH-Anlautbilder

Übungsanleitung

Schneide die Kärtchen der Vorlage A aus und anschließend die beiden Bildtafeln B und C. Jeder Spieler bekommt eine Bildtafel. Die Kärtchen werden nun gemischt und in einem Stapel verdeckt auf den Tisch gelegt. Reihum darf nun ein Kärtchen vom Stapel umgedreht werden. Der Spieler, der ein Bild von seiner Tafel entdeckt, ruft schnell, was auf dem Bildchen zu sehen ist. Sieger ist der Mitspieler, der als erster seine Bildtafel füllen kann.

A

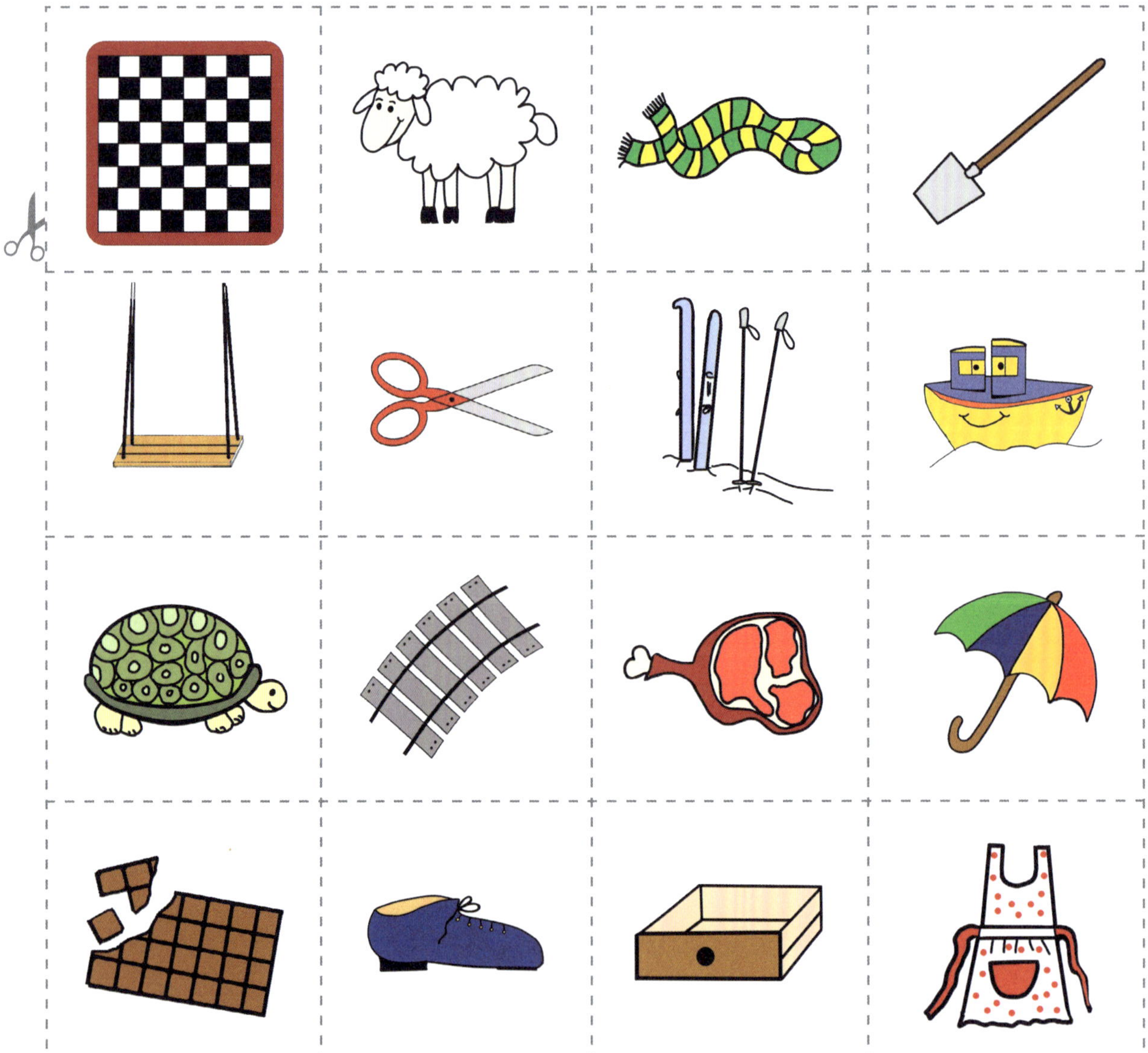

Übungsziel

Stabilisierung des Lautes **SCH** auf Wortebene im Anlaut.
Übungsworte: Schach, Schaf, Schal, Schaufel, Schaukel, Schere, Schi, Schiff, Schildkröte, Schiene, Schinken, Schirm, Schokolade, Schuh, Schublade, Schürze

B

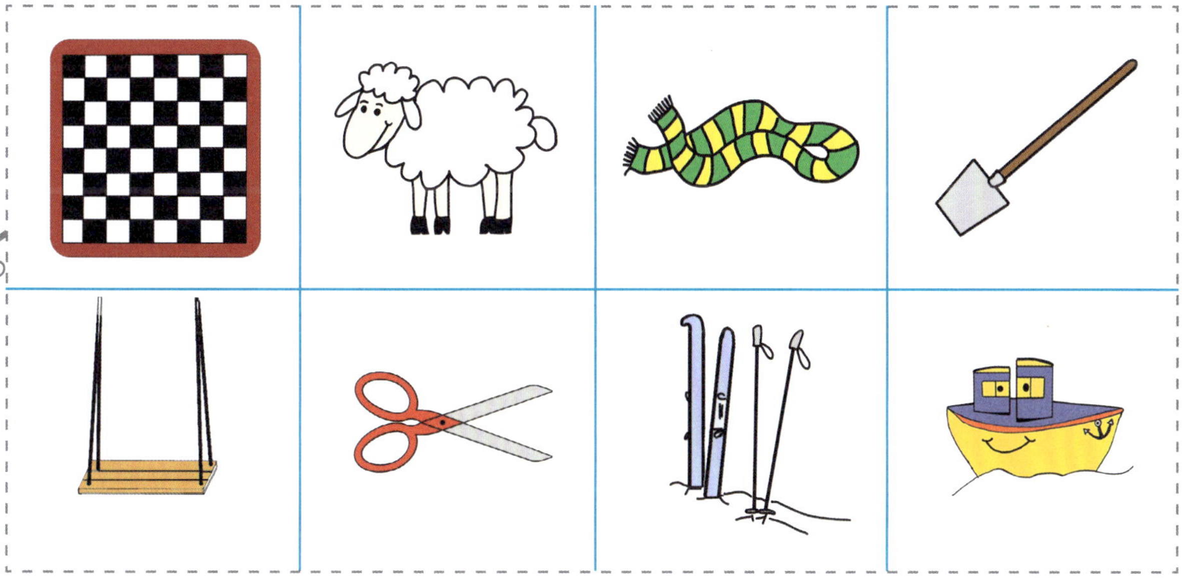

C

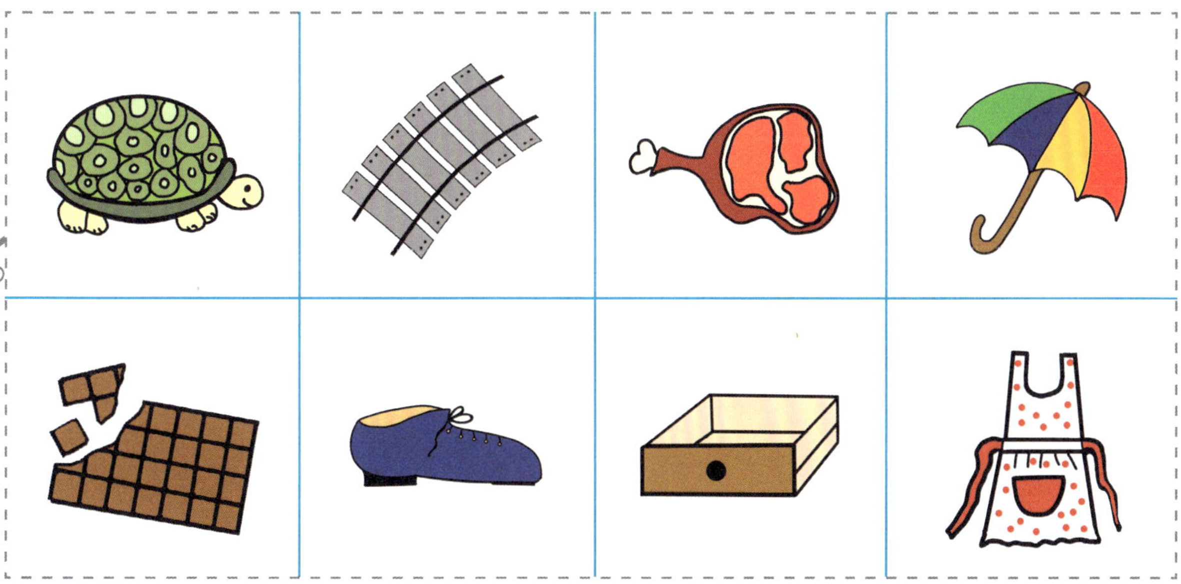

Schön oder scheußlich?
Lückentext

Übungsanleitung

Ich möchte von dir wissen welche Dinge du schön und welche scheußlich findest.
Ich lese dir die folgenden Sätze vor und du rufst immer laut: **schön** oder **scheußlich.**

Ein Geschenk bekommen ist ______________________

Zahnschmerzen sind ______________________

Geburtstag haben ist ______________________

Haare im Essen sind ______________________

Eine Schnecke im Salat ist ______________________

Eis essen gehen ist ______________________

Einen Ausflug machen ist ______________________

In die Badewanne gehen ist ______________________

Eine Wanderung machen ist ______________________

Hausaufgaben machen ist ______________________

In den Zoo gehen ist ______________________

Sich ein Bein zu brechen ist ______________________

Regenwetter ist ______________________

Übungsziel

Stabilisierung des Lautes **SCH** im Anlaut vor Vokal auf Wortebene.
Hier können Sie sich natürlich viele weitere Sätze ausdenken.

Papagei
SCH-Übungsworte

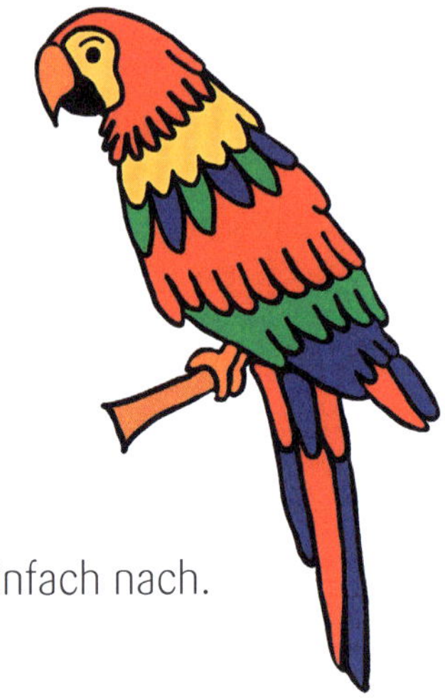

Übungsanleitung

Ich lese dir nun Worte vor und du bist der Papagei und sprichst sie mir einfach nach.

A

Schach, Schachtel, Schaf, Schaffner, Schal, Schale, Schallplatte, Schalter, Schatten, Schatz

E

Scheck, Schenkel, Schere,

I

Schi, Schiedsrichter, Schienbein, Schiene, Schiff, Schild, Schildkröte, Schilf, Schimpanse, Schinken, Schirm

O

Schokolade, Schopf, Schornstein, Schornsteinfeger

U

Schuh, Schublade, Schubkarre, Schule, Schulter, Schuppe, Schuster, Schutzmann

Ä

Schädel, Schäfer, schämen

Ö

Schönheit

Ü

Schüler, Schürze, Schütze

Ei

Scheibe, Scheibenwischer, Schein, Scheitel

EU/ÄU

Scheune, Scheußlich

AU

Schaufel, Schaukel, Schaukelpferd, Schaum, Schauspieler

Übungsziel

Stabilisierung des Lautes **SCH** auf Wortebene vor Vokal. Die Kinder sollen die Worte korrekt wiederholen. Schulkinder können die Worte natürlich selbst lesen.

Was ist es?

Übungsanleitung

Schneide die Kärtchen aus und lege sie verdeckt auf einen Stapel. Der Spieler, der an der Reihe ist dreht ein Kärtchen um, ohne, dass die anderen Mitspieler es sehen können. Nun dürfen die anderen Mitspieler Fragen stellen. Z.B.: Ist es ein Tier? Es dürfen nur Fragen gestellt werden, die mit ja oder nein beantwortet werden. Wer als Erster erraten konnte, was auf dem Kärtchen zu sehen ist, darf das Kärtchen an sich nehmen und ist nun an der Reihe. Sieger ist, wer zum Schluss die meisten Kärtchen besitzt.

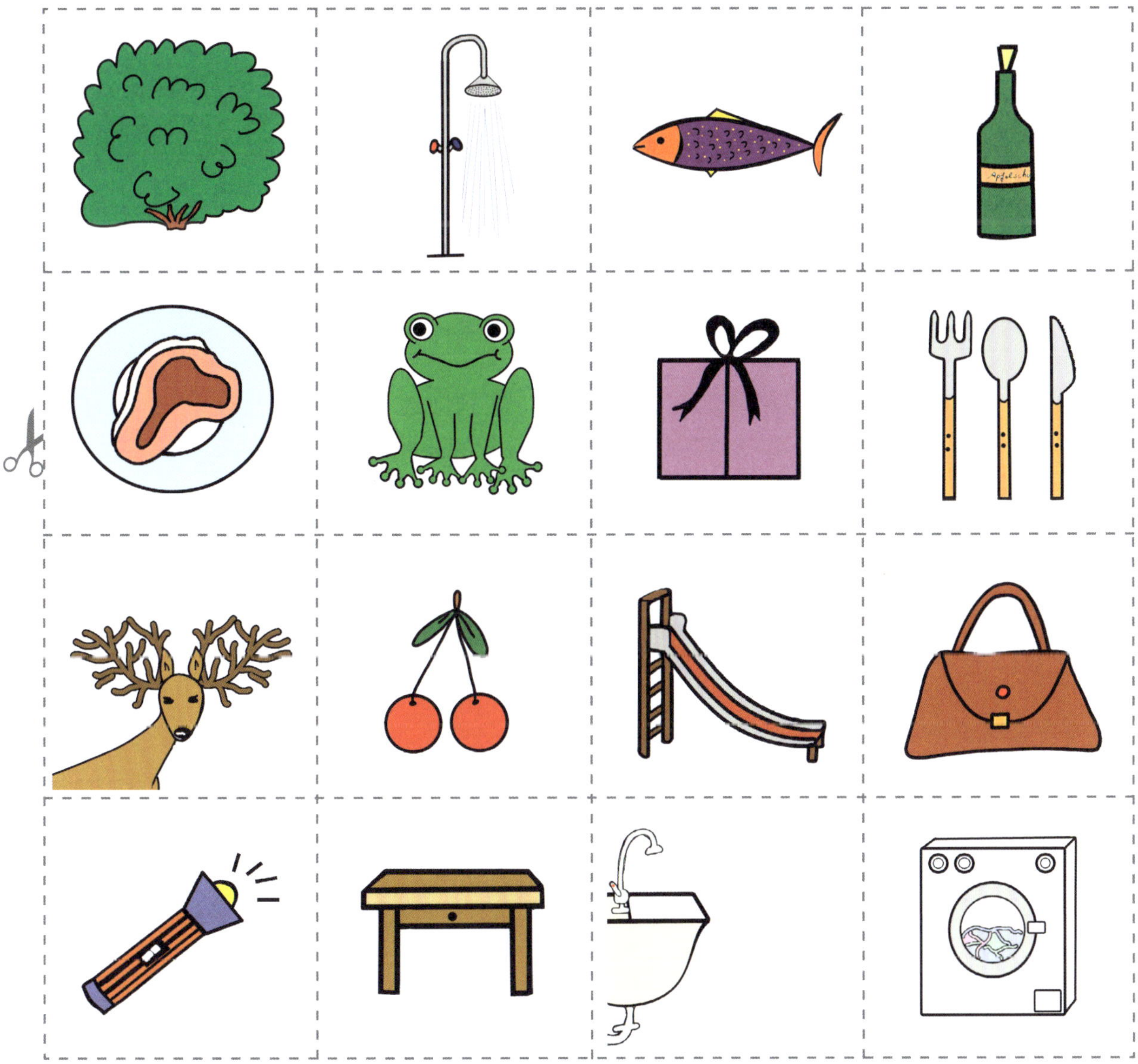

Übungsziel

Stabilisierung des Lautes **SCH** auf Wortebene im In- und Auslaut.
Übungsworte: Busch, Dusche, Fisch, Flasche, Fleisch, Frosch, Geschenk, Besteck, Hirsch, Kirsche, Rutsche, Tasche, Taschenlampe, Tisch, Waschbecken, Waschmaschine

Der Schmetterling

Übungsanleitung

Male den Schmetterling bunt an und sprich dabei immer den passenden Satz.
Übungssatz: Ich male den Schmetterling rot an ...
Übungstext: Schmetterling, du kleines Ding, such dir eine Tänzerin.
Fiderallala, fiderallala, fiderallalallala.

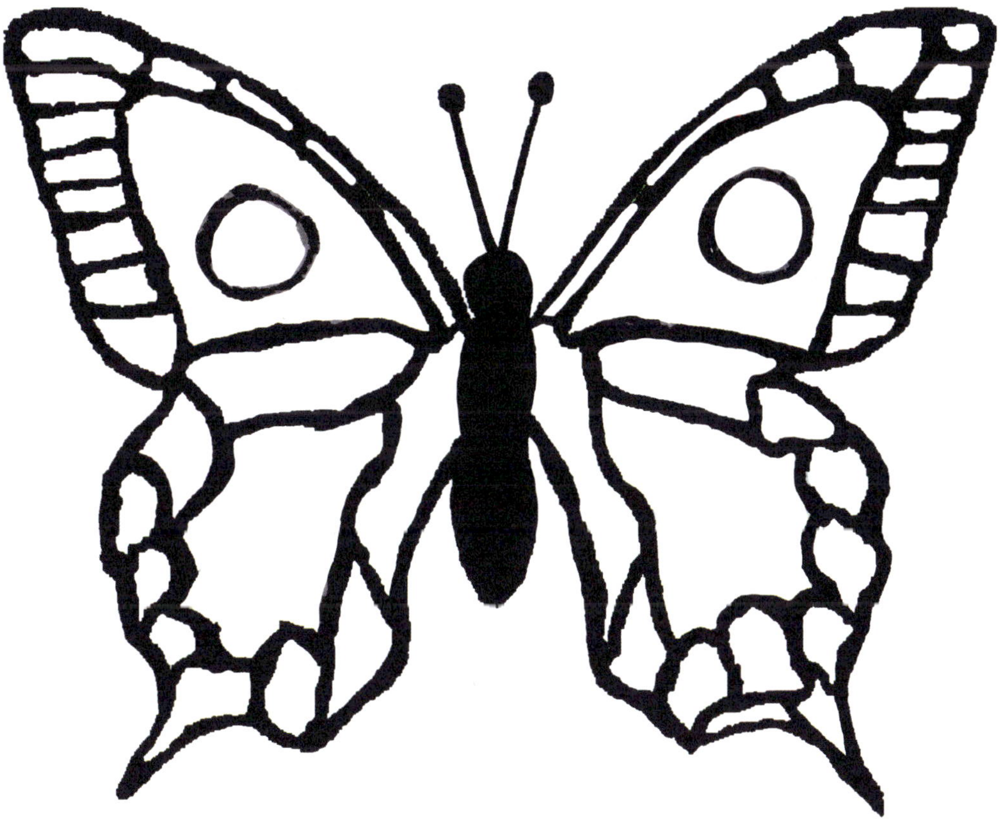

Übungsziel

Stabilisierung des Lautes **SCH** in der Konsonantenverbindung „Schm".

Welche Streifen-Strümpfe gehören zusammen?

Übungsanleitung

Diese Strümpfe sehen alle fast gleich aus, aber es sind immer nur zwei Strümpfe ganz gleich. Verbinde die gleichen Strümpfe.
Übungssatz: Dieser Streifenstrumpf gehört zu diesem Streifenstrumpf.

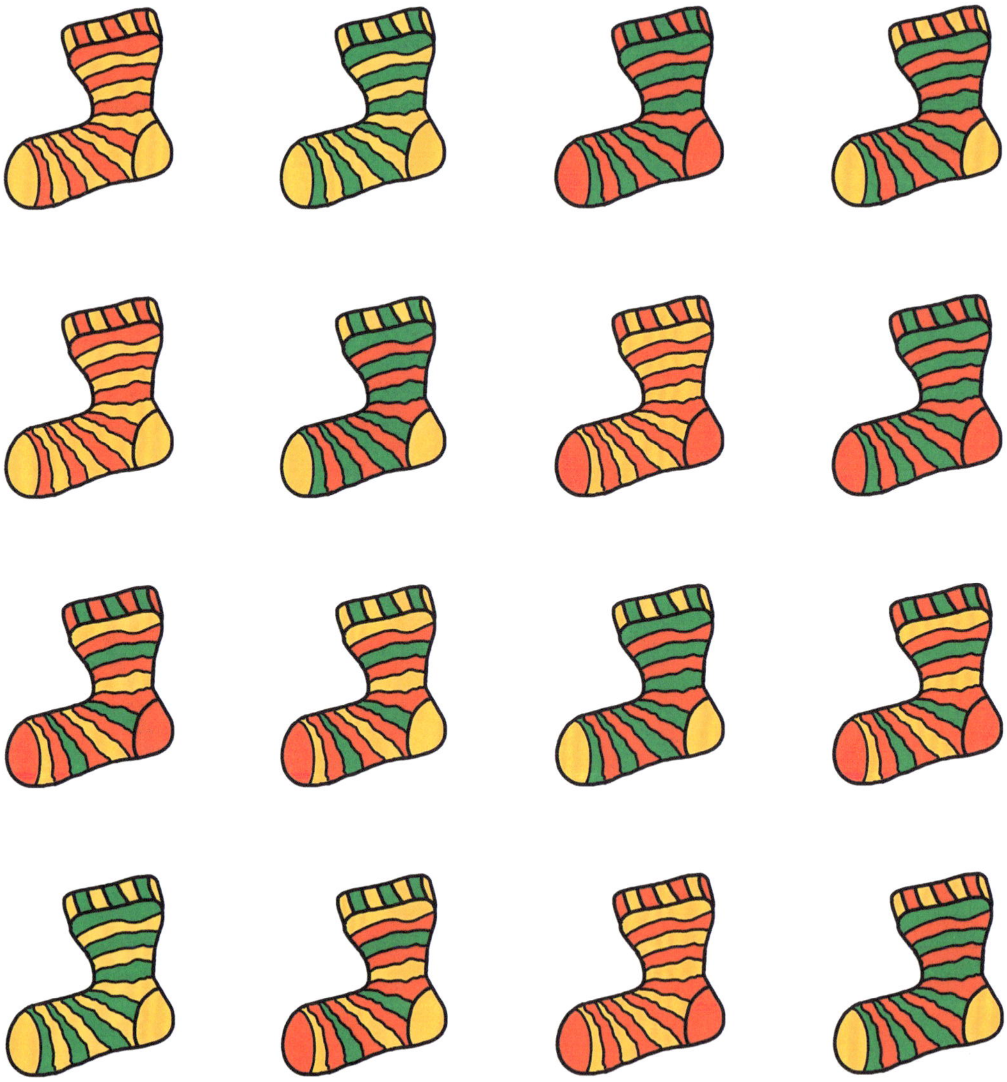

Übungsziel

Stabilisierung des Lautes **SCH** in der Konsonantenverbindung „Str“.

Schnapp-Schnapp

Übungsanleitung

Die Kärtchen werden ausgeschnitten und offen auf den Tisch ausgelegt. Ein Mitspieler ist der „Schnapper“, die Anderen machen die Augen zu. Der Spieler der an der Reihe ist nimmt nun ein Kärtchen, versteckt es hinter seinem Rücken und ruft „schnapp-schnapp“. Nun dürfen die Anderen die Augen wieder öffnen. Wer als erster errät, welches Kärtchen geschnappt wurde, darf es benennen und an sich nehmen. Sieger ist, wer die meisten Kärtchen hat.

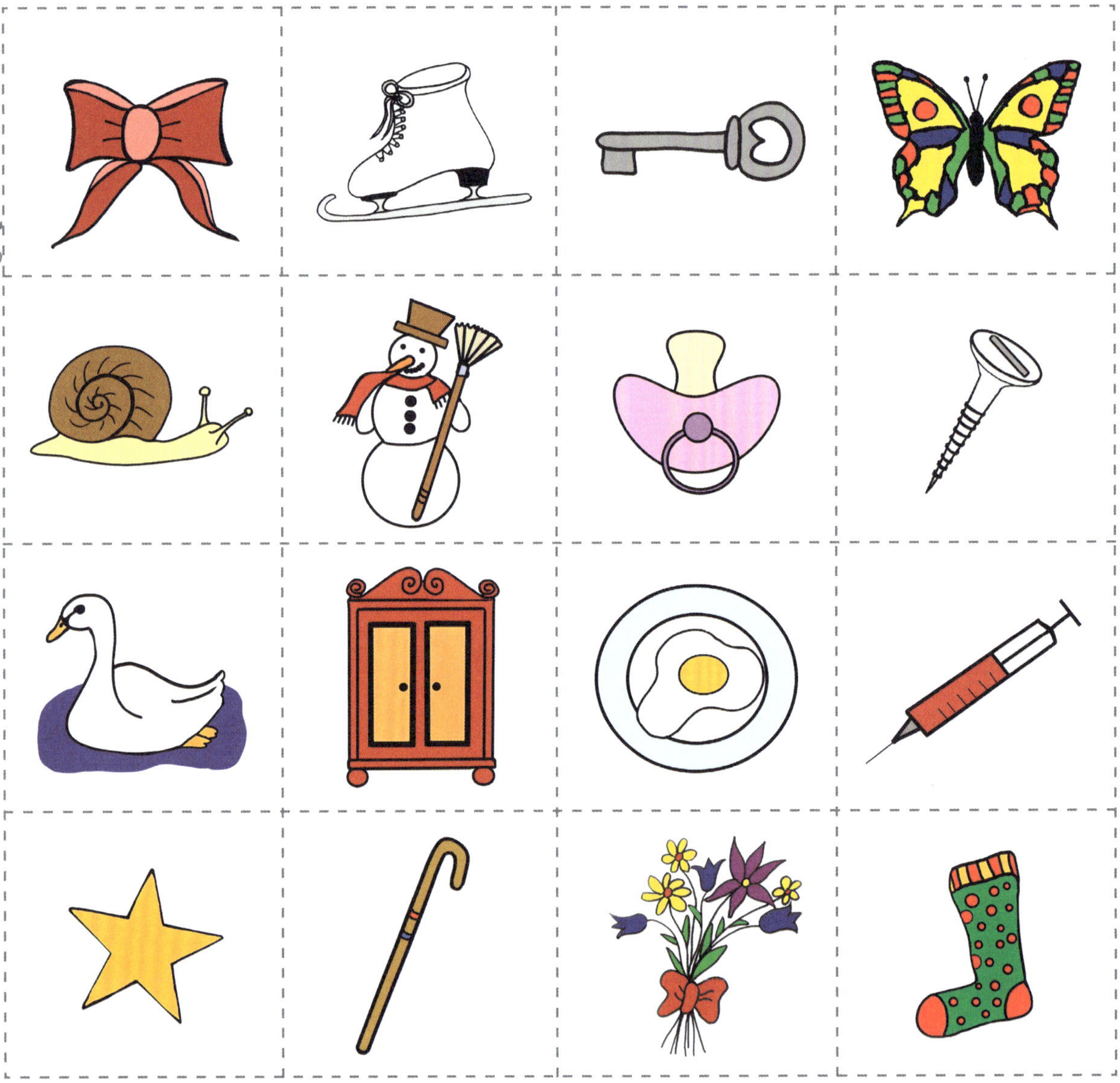

Übungsziel

Stabilisierung des Lautes **SCH** in Konsonantenverbindungen gemischt.
Übungsworte: Schleife, Schlittschuh, Schlüssel, Schmetterling, Schnecke, Schneemann, Schnuller, Schraube, Schwan, Schrank, Spiegelei, Spritze, Stern, Stock, Strauß, Strumpf

Welcher Schwanz gehört zu welchem Tier?

Übungsanleitung

Hier siehst du verschiedene Schwänze und darunter die dazugehörigen Tiere. Finde heraus welcher Schwanz zu welchem Tier gehört und verbinde sie.
Übungssatz: Dieser Schwanz gehört zum Schwein ...

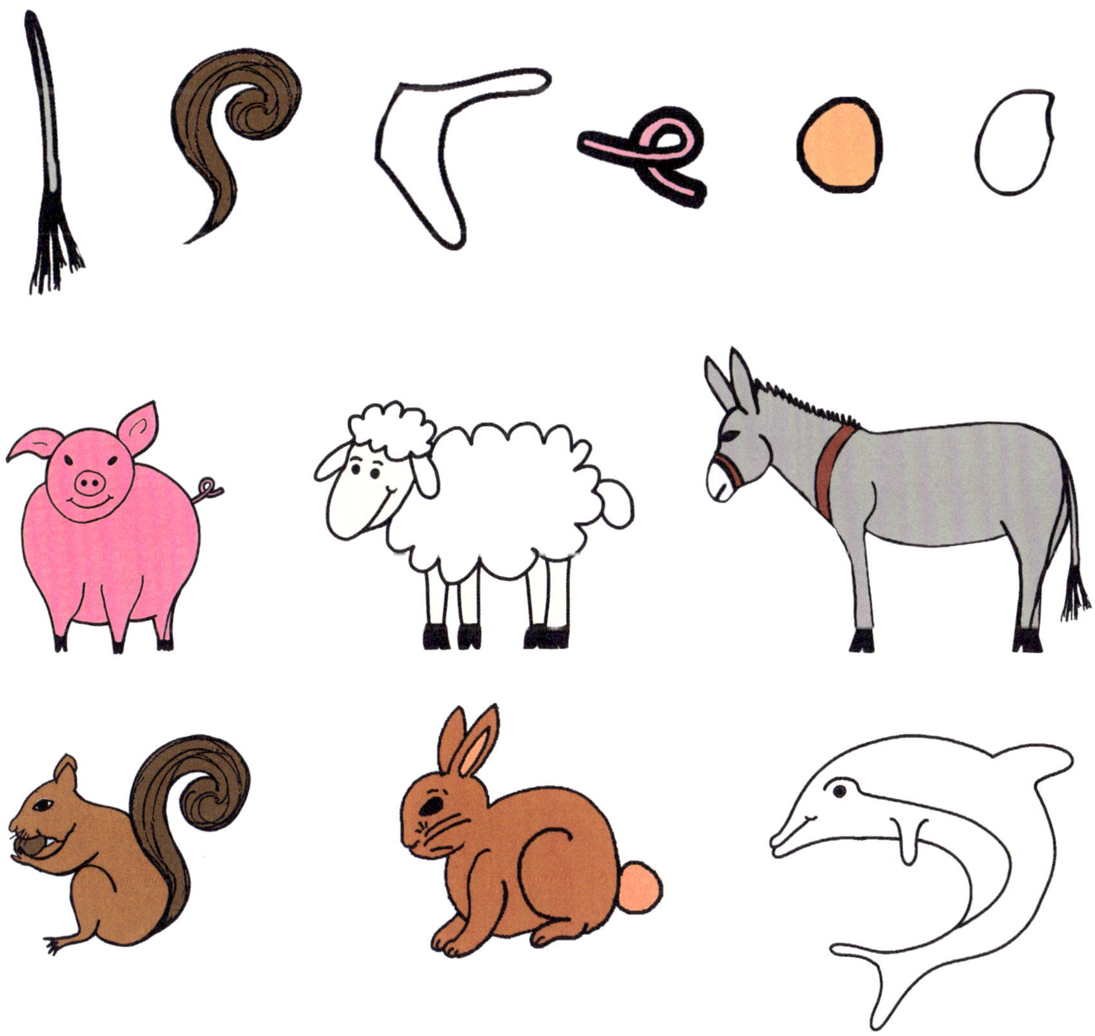

Übungsziel

Stabilisierung des Lautes **SCH** in der Konsonantenverbindung „Schw".

Storchenlied

Übungsanleitung

Wir singen jetzt ein Lied.

Auf unsrer Wiese gehet was,
watet durch die Sümpfe.
Es hat ein schwarzweiß Röcklein an
und trägt auch rote Strümpfe.
Fängt die Frösche, schnapp, schnapp, schnapp
klappert lustig, klapperdiklapp.
Wer kann das erraten?

Das kann doch wohl der Storch nur sein
watet durch die Sümpfe.
Er hat ein schwarzweiß Röcklein an
und trägt auch rote Strümpfe.
Fängt die Frösche, schnapp, schnapp, schnapp,
Klappert lustig, klapperdiklapp.
Ich hab es erraten.

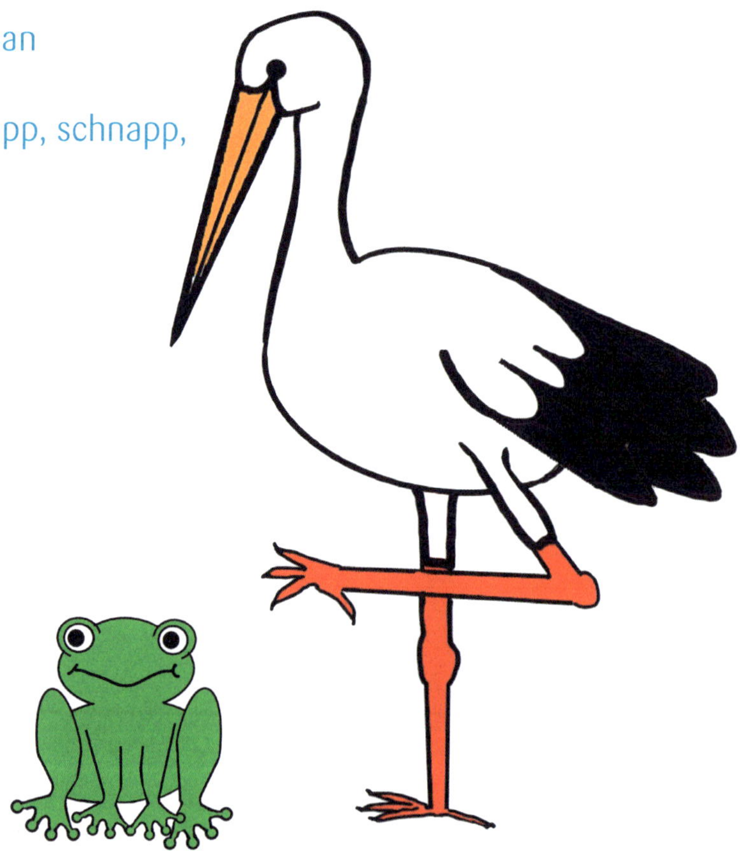

Übungsziel

Stabilisierung des Lautes **SCH** in Konsonantenverbindungen.

Schschu im Schnee Suchbild

Übungsanleitung

Welche Dinge fehlen auf dem Bild unten?

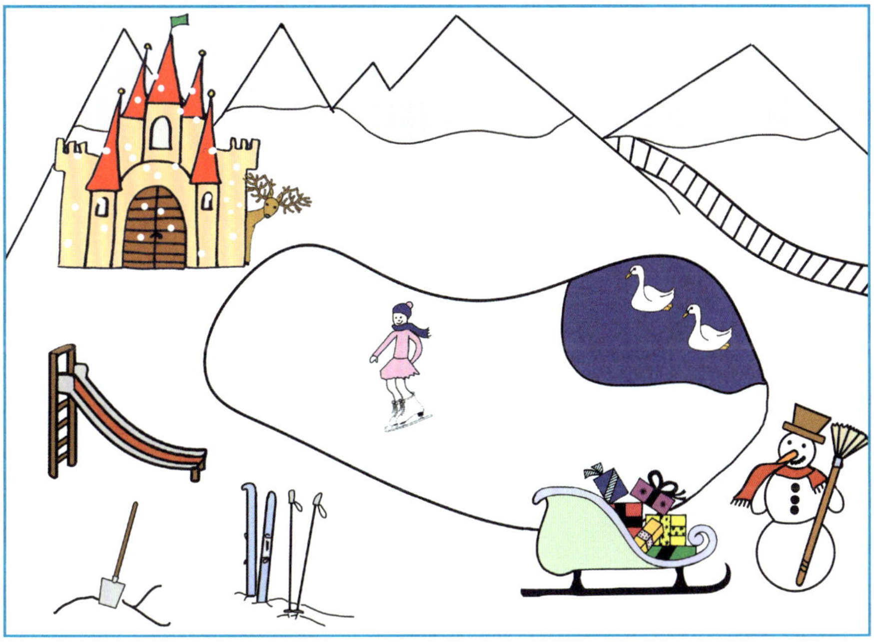

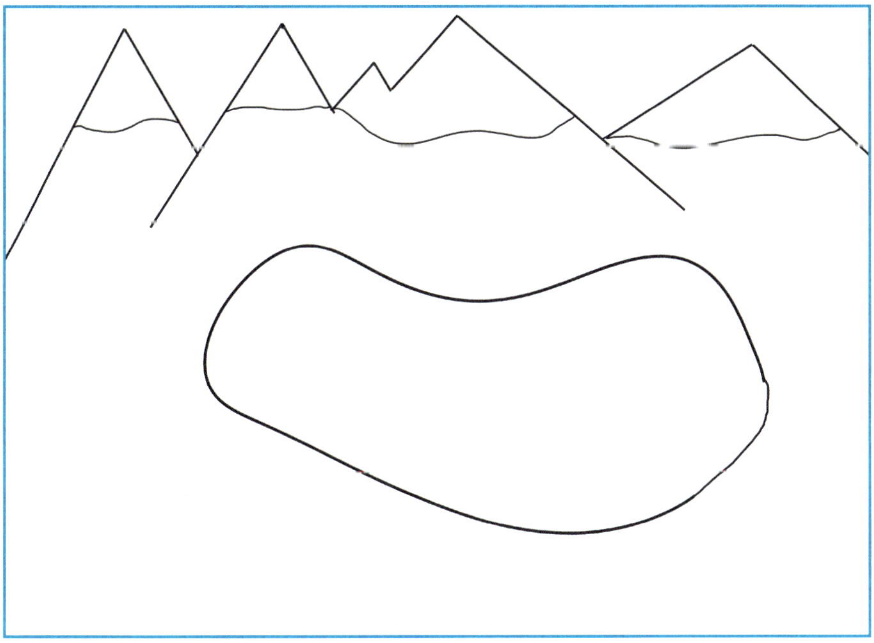

Übungsziel

Stabilisierung des Lautes **SCH** auf Wortebene.

Papagei
SCH-KV-Übungsworte

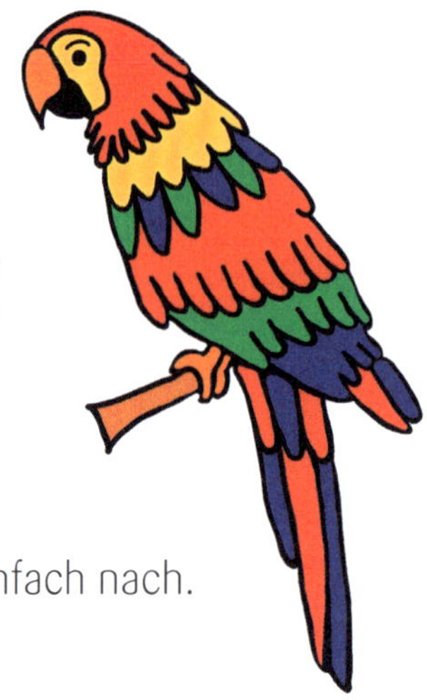

Übungsanleitung

Ich lese dir nun Worte vor und du bist der Papagei und sprichst sie mir einfach nach.

Schl

Schlaf, Schlafanzug, Schlamm, Schlange, Schlauch, Schleife, Schlitten, Schlittschuhe, Schloss, Schlosser, Schlüssel

Schm

Schmetterling, Schmid, Schminke, Schmuck, Schmutz

Schn

Schnabel, Schnauze, Schnecke, Schneckenhaus, Schnee, Schneemann, Schneider, Schnittlauch, Schnitzel, Schnorchel, Schnuller, Schnurrbart, Schnürsenkel

Schr

Schrank, Schranke, Schraube, Schraubenzieher, Schreiner, Schrift, Schritt, Schrubber

Schw

Schwalbe, Schwamm, Schwan, Schwanz, Schwarm, Schweiz, Schwert, Schwester, Schwimmer, Schwimmring, Schwung

Sp

Spagetti, Spange, Spargel, Sparschwein, Spaten, Spatz, Specht, Speck, Speicher, Sperling Spiegel, Spiegelei, Spiel, Spinat, Spinne, Spinnennetz, Spion, Spirale, Spitze, Spitzer, Sprache, Spray, Sprichwort, Springseil, Spritze, Spross, Sprudel, Sprungschanz, Spule, Spülmittel, Spuren

St

Stab, Stachel, Stadt, Stall, Stamm, Stand, Stapel, Star, Statue, Staubsauger, Steckdose, Stecker, Steg, Stein, Stelze, Stelzen, Stempel, Stern, Stich, Stiefel, Stier, Stift, Strudel, Stock, Stoff, Stollen, Stöpsel, Stube, Stück, Stufe, Stuhl, Sturm

Str

Strahl, Straße, Strauch, Strauß, Streichholz, Streifen, Strich, Strick, Strickzeug, Stroh, Strom, Strumpfhose, Struwwelpeter

Übungsziel

Stabilisierung des Lautes **SCH** auf Wortebene vor Konsonant. Die Kinder sollen die Worte korrekt wiederholen. Schulkinder können die Worte natürlich selbst lesen.

Die Dampflockfahrt

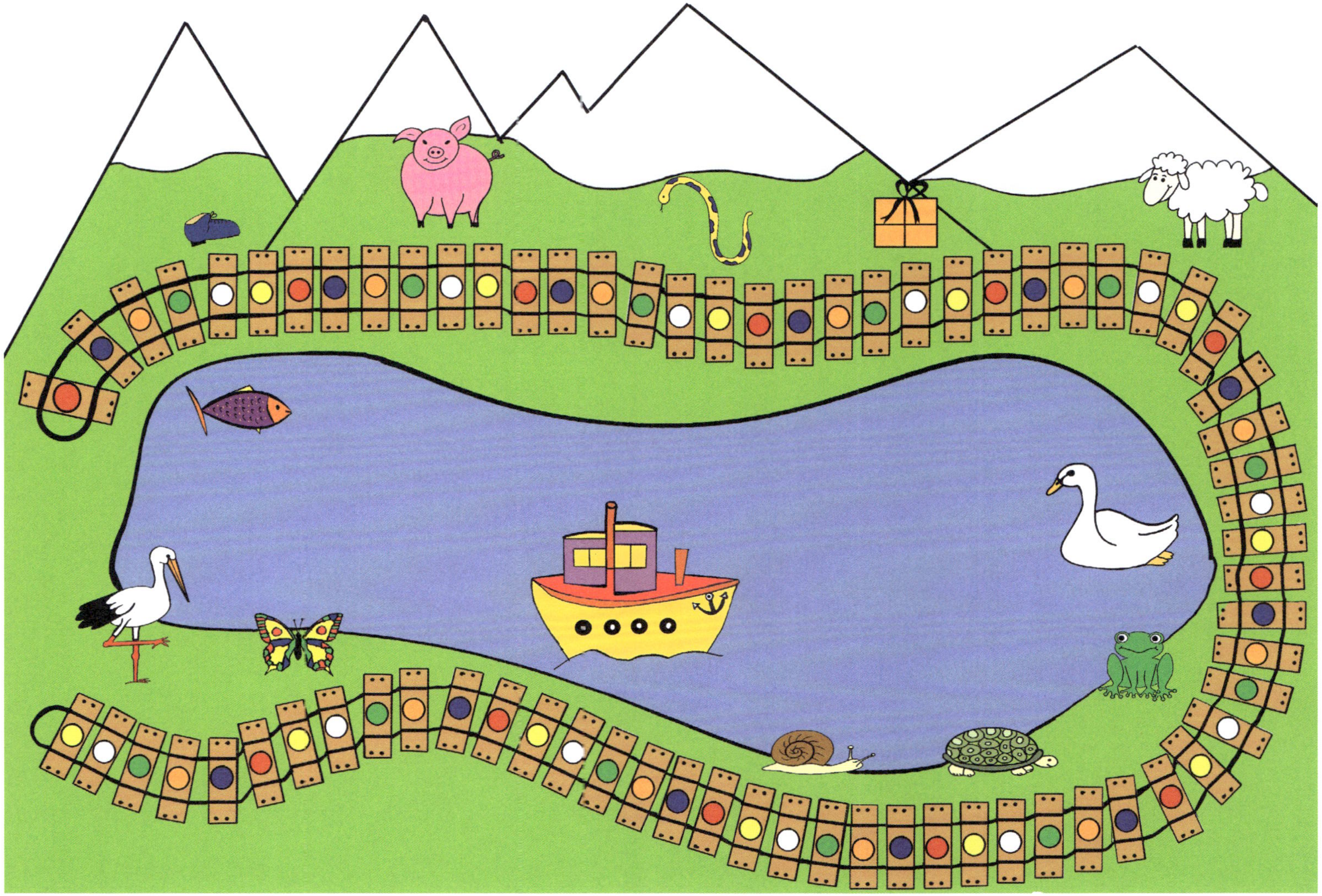

Übungsanleitung

Gespielt wird mit einem Farbwürfel. Es wird reihum gewürfelt und über das Spielfeld gezogen. Bei jedem Schritt schnaubt man wie eine Dampflokomotive „schschsch“. Kommt man auf ein weißes Feld, muss man den Gegenstand oder das Tier, das am nächsten liegt, benennen. Wurde dabei richtig artikuliert, darf man ein Feld vor, wurde falsch artikuliert muss man ein Feld zurück. Sieger ist, wer als erster im Ziel ist.

Übungsziel

Lautstabilisierung auf Laut- und Wortebene vor Vokal und Konsonant.

Berufe raten

Übungsanleitung

Bitte ergänze die folgenden Sätze in dem du den entsprechenden Beruf nennst.
Übungsworte: Schäfer, Schaffner, Schauspieler, Schiedsrichter, Schlosser, Schmid, Schneider, Schornsteinfeger, Sportlehrer, Schreiner, Schuster, Schutzmann

Wer spielt auf der Theaterbühne? Es ist der ...

Wer pfeift auf dem Platz das Fußballspiel? Es ist der ...

Wer repariert kaputte Schuhe? Es ist der ...

Wer putzt die schmutzigen Schornsteine? Es ist der ...

Wer schützt die Bürger? Es ist der ...

Wer repariert Schlüssel und Schlösser? Es ist der ...

Wer schmiedet das Eisen? Es ist der ...

Wer näht die Kleider? Es ist der ...

Wer sägt Holz und macht daraus Tische oder Schränke? Es ist der ...

Wer kontrolliert im Zug die Fahrkarten? Es ist der ...

Wer hütet die Schafe? Es ist der ...

Wer leitet in der Schule den Sportunterricht? Es ist der ...

Übungsziel

Stabilisierung des Lautes **SCH** auf Satzebene.

Wäsche waschen

Übungsanleitung

Schneide die Bilder aus und bringe sie in die richtige Reihenfolge.
Dann erzähle mir die Geschichte.
Übungsworte: schmutzig, Wäsche, waschen, Waschmaschine, Wäscheleine
Übungssatz: Wir Wiener Waschweiber wollen Wäsche waschen.

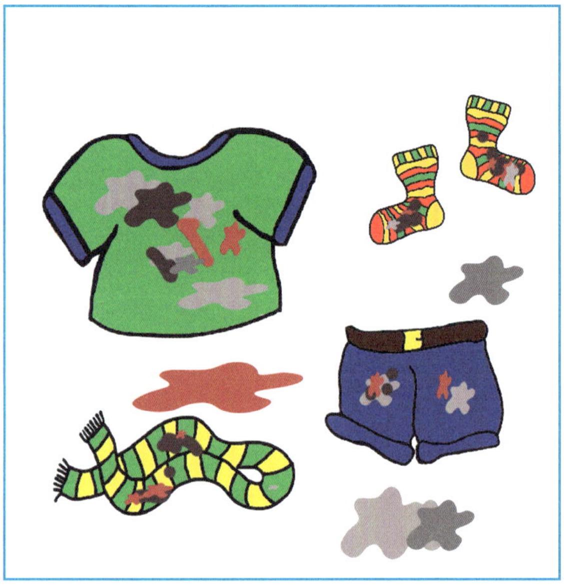

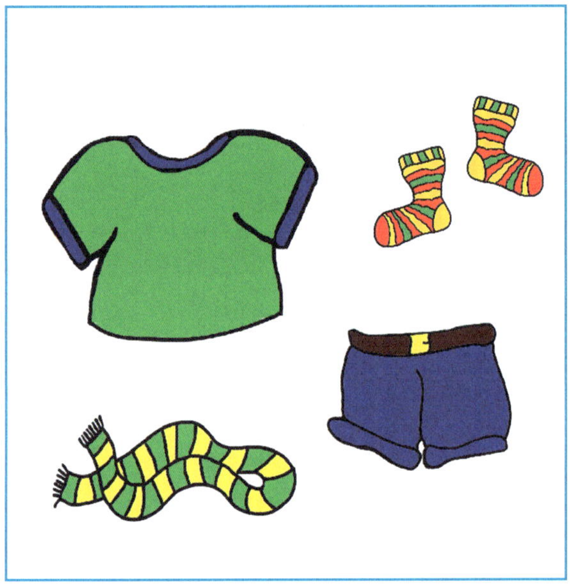

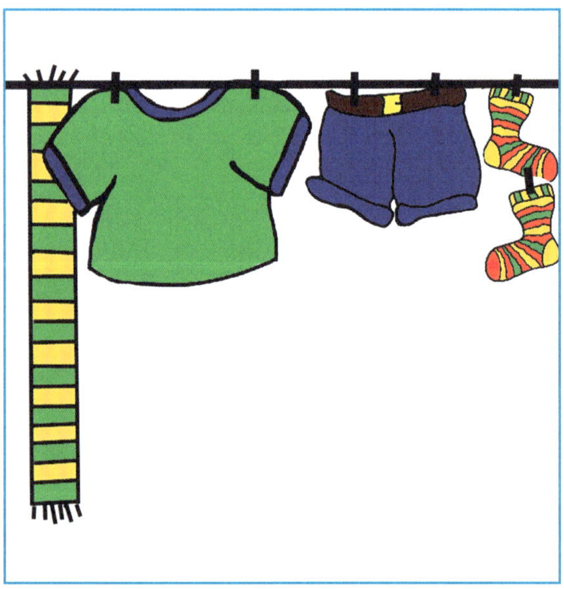

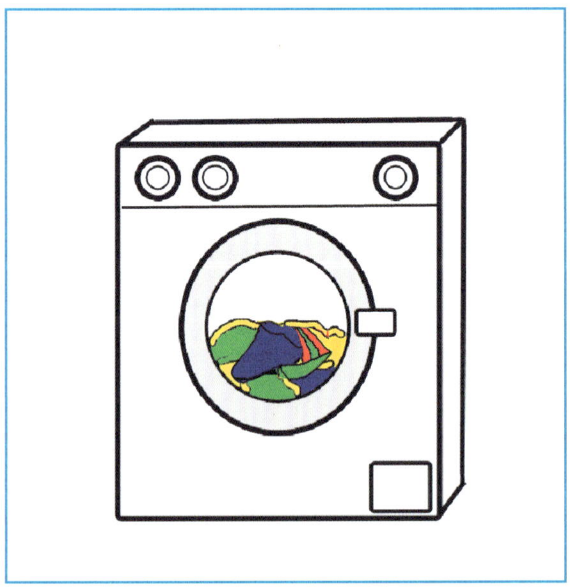

Übungsziel

Stabilisierung des Lautes **SCH** auf Satzebene.

Papagei
SCH-Übungssätze

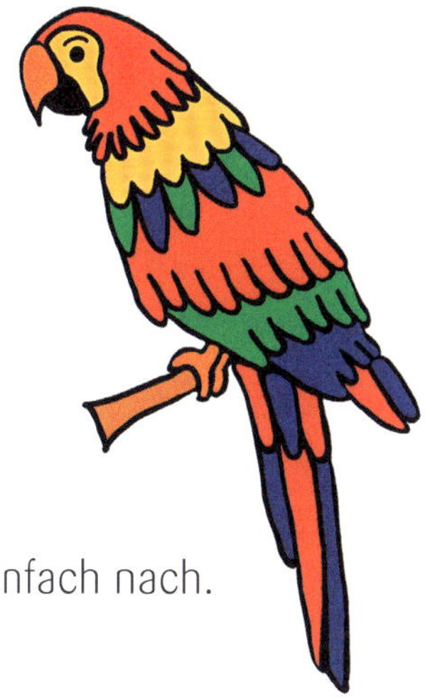

Übungsanleitung

Ich lese dir nun Sätze vor und du bist der Papagei und sprichst sie mir einfach nach.

Fischers Fritze fischt frische Fische. Frische Fische fischt Fischers Fritze.

Der Stabhochspringer springt mit Schwung über die Stahlstange.

Mit offenen Schnürsenkeln stolpert Stefan beim Sport über den spitzen Stein.

Die Schweine in der Scheune trieben Schabernack, bis Bauer Schubert mit seinen schwarzen Stiefeln stampfte und schimpfte: Schluss mit dem Spaß, jetzt ist Schicht im Schacht!

Schnulzen-Charly schmettert schnulzige Schlager.

Bei einer Schlammschlacht, schmeißen schmutzige Menschen mit Schlamm.

Zwischen zwei Zwetschgenbäumen zwitschern zwei Schwalben.

Mit dem Schrubber schrubbt Frau Schlupper den Specksteinboden.

Steffi springt über den frisch gestrichenen Schreibtisch.

Übungsziel

Stabilisierung des Lautes **SCH** auf Satzebene. Die Kinder sollen die Worte korrekt wiederholen. Schulkinder können die Worte natürlich selbst lesen.

SCH-Sprüche

Übungsanleitung

Wir lernen kleine Sprüche.

Wann Schnecken erschrecken

Weißt Du wann Schnecken
erschrecken?
Schnecken erschrecken, wenn
sie an Stacheln schlecken.

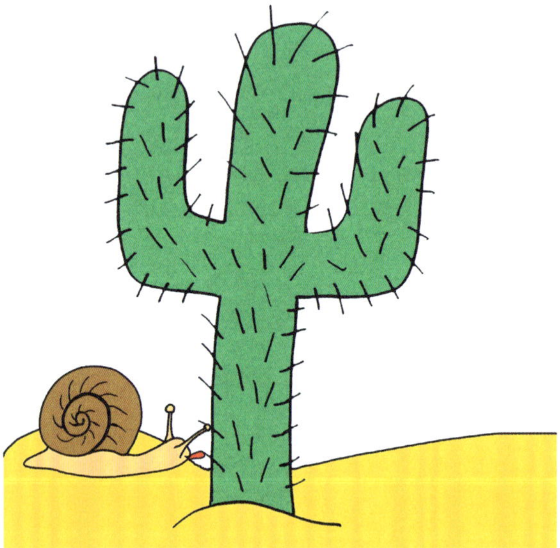

Wann Muscheln tuscheln

Weißt Du wann Muscheln
tuscheln?
Muscheln tuscheln, wenn
Muscheln mit Fischen kuscheln.

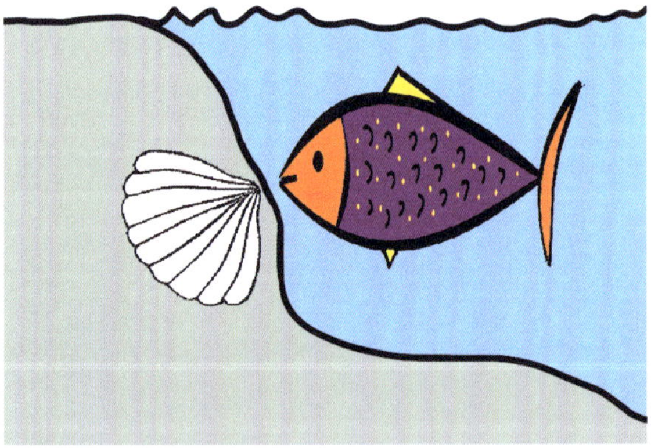

Übungsziel

Stabilisierung des Lautes **SCH** auf Textebene.

Steffi die schlaue Schleiche
Lesetext

Übungsanleitung

Diese Übung eignet sich nur für Schulkinder. Die Kinder lesen den Text und der Spielleiter achtet auf die korrekte Lautbildung jedes einzelnen **SCH**-Lautes.

Steffi, die Blindschleiche aus dem schönen Stuttgart war schon immer schlau. Zwar konnte sie nicht gut schauen, aber sie konnte sehr gut spüren. Aus diesem Grund hat sich Frosch Scharti schon oft ein Spaß daraus gemacht Steffi gegen einen Stein zu führen. Eines Nachts schlängelte Steffi durch Schatten und Schächte. Als ein schauriger Storch, auf dem Schornstein sitzend sprach: „Schön dich zu sehen, Schlange bist Du meine Speise?“ Daraufhin zischte Steffi bescheiden: „Speise? Ich? Ich schmecke doch schrecklich! Aber ich kenne eine schöne Speise, die schmeckt vorzüglich und geht rasch.

Daraufhin der Storch überrascht: „Sag Schlange, wo finde ich diese Speise?“ Steffi erwiderte weise: „Dort auf der Schubkarre, schläft ein schwarzer Frosch“ Der Storch verschwand, mit schauriger Miene und Steffi schlängelte Heim. „Nie mehr führt mich dieser Frosch gegen einen Stein“.

Maximilian Köper

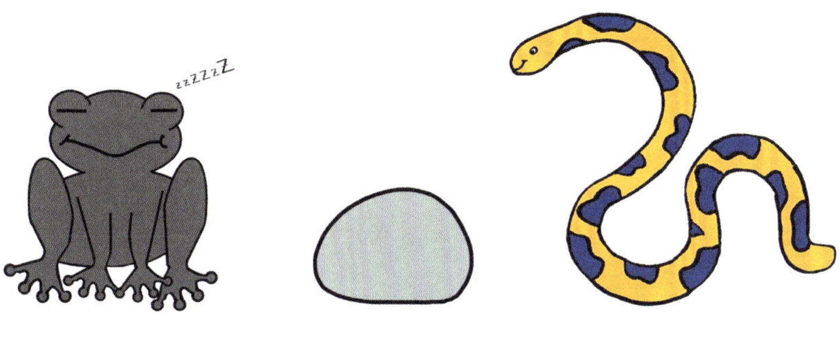

Übungsziel

Stabilisierung des Lautes **SCH** auf Textebene.

Spaziergang durchs Schlaraffenland

Übungsanleitung

Reihum darf jeder Spieler einen Gegenstand mit auf den Spaziergang durchs Schlaraffenland nehmen. Bedingung ist, dass dieser Gegenstand ein **SCH** im Namen enthält.
Alle Mitspieler sitzen im Kreis. Einer beginnt zum Beispiel mit dem Satz: **„Ich nehme zum Spaziergang durchs Schlaraffenland einen Spazierstock mit."** Der nächste Spieler wiederholt den Satz und fügt etwas hinzu: **„Ich nehme zum Spaziergang durchs Schlaraffenland einen Spazierstock und eine Flasche mit".** Der darauffolgende Mitspieler wiederholt erneut den kompletten Satz und ergänzt ihn: **„Ich nehme zum Spaziergang durchs Schlaraffenland einen Spazierstock, eine Flasche und Stifte mit".**
So geht das Spiel immer weiter. Sagt ein Spieler etwas Falsches oder kommt nicht weiter, scheidet er aus. Sieger ist der Spieler, der als letzter im Rennen geblieben ist.

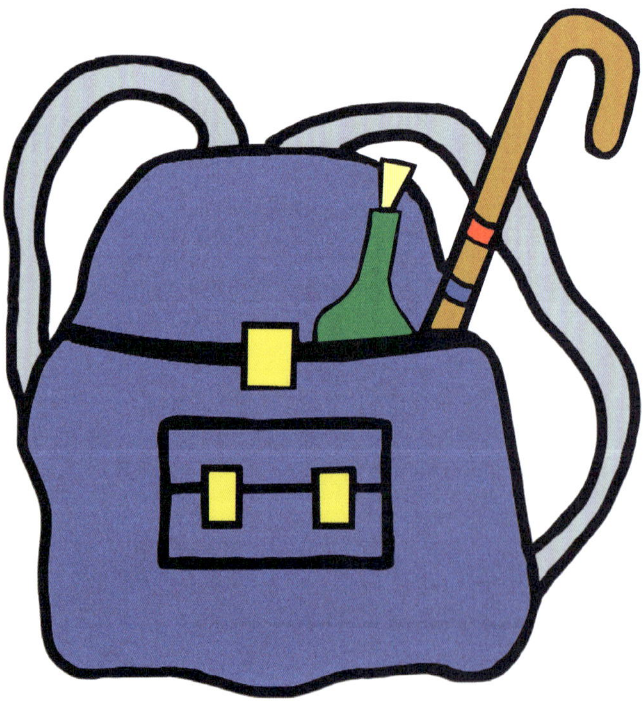

Übungsziel

Stabilisierung des Lautes **SCH** in der gelenkten Rede.

SCH-Geschichten erzählen

Übungsanleitung

Es wird eine Geschichte vorgelesen. Das Kind wiederholt den Inhalt und achtet dabei auch auf die **SCH**-Bildung. Möglich ist hier z.B. ein Zeichen zu vereinbaren, wenn der **SCH**-Laut in dieser Übung falsch ausgesprochen wurde oder zu klingeln/zu buzzern.
Hinweis: Die Spontansprache sollte niemals korrigiert werden, da dies einen Verlust der Sprechfreude zur Folge haben kann. Wenn aber bei einem bestimmten Spiel oder einer Übung die Korrektur mit dem Kind vereinbart wurde, ist dies kein Problem.
Übungsvarianten:
1. Das Kind denkt sich eine Geschichte aus und achtet dabei auf die **SCH**-Bildung.
2. Es wird ein bestimmter Zeitrahmen bestimmt, z.B. beim Frühstück oder auf dem Weg in den Kindergarten/die Schule, in dem das Kind auf die SCH-Bildung achtet.

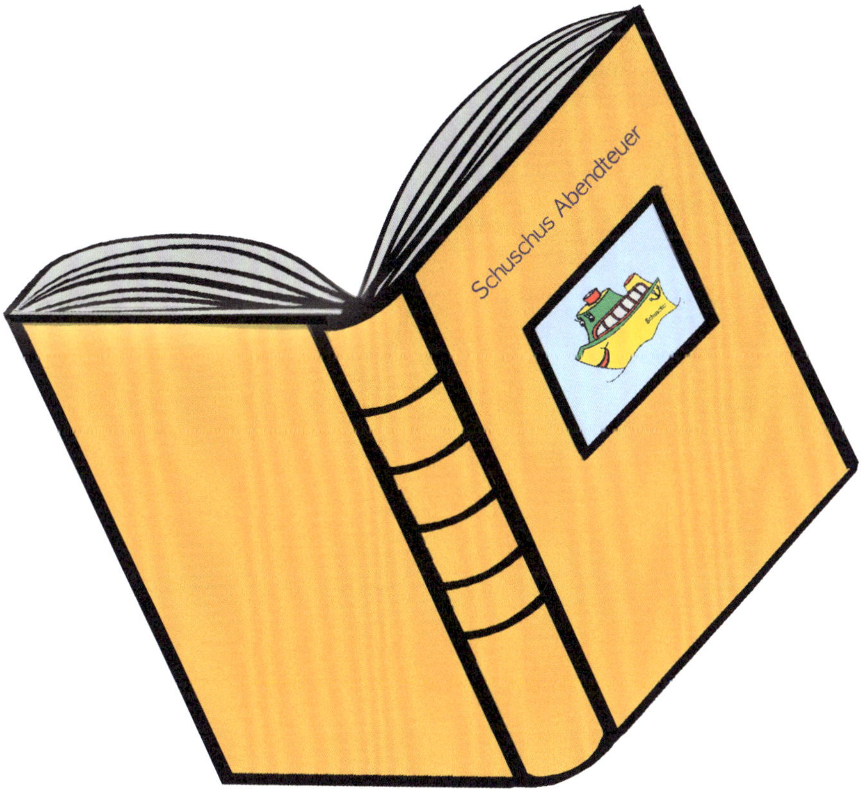

Übungsziel

Transfer des Lautes **SCH** in die Spontansprache.

Übungsaufgabe für Zuhause
Das ist Schuschu

Übungsanleitung

Das ist Schschu, ein starkes Dampfschiffchen aus Schweden.
Wenn es durchs Meer fährt, rauschen die Wellen schsch. Male Suschu bunt an.

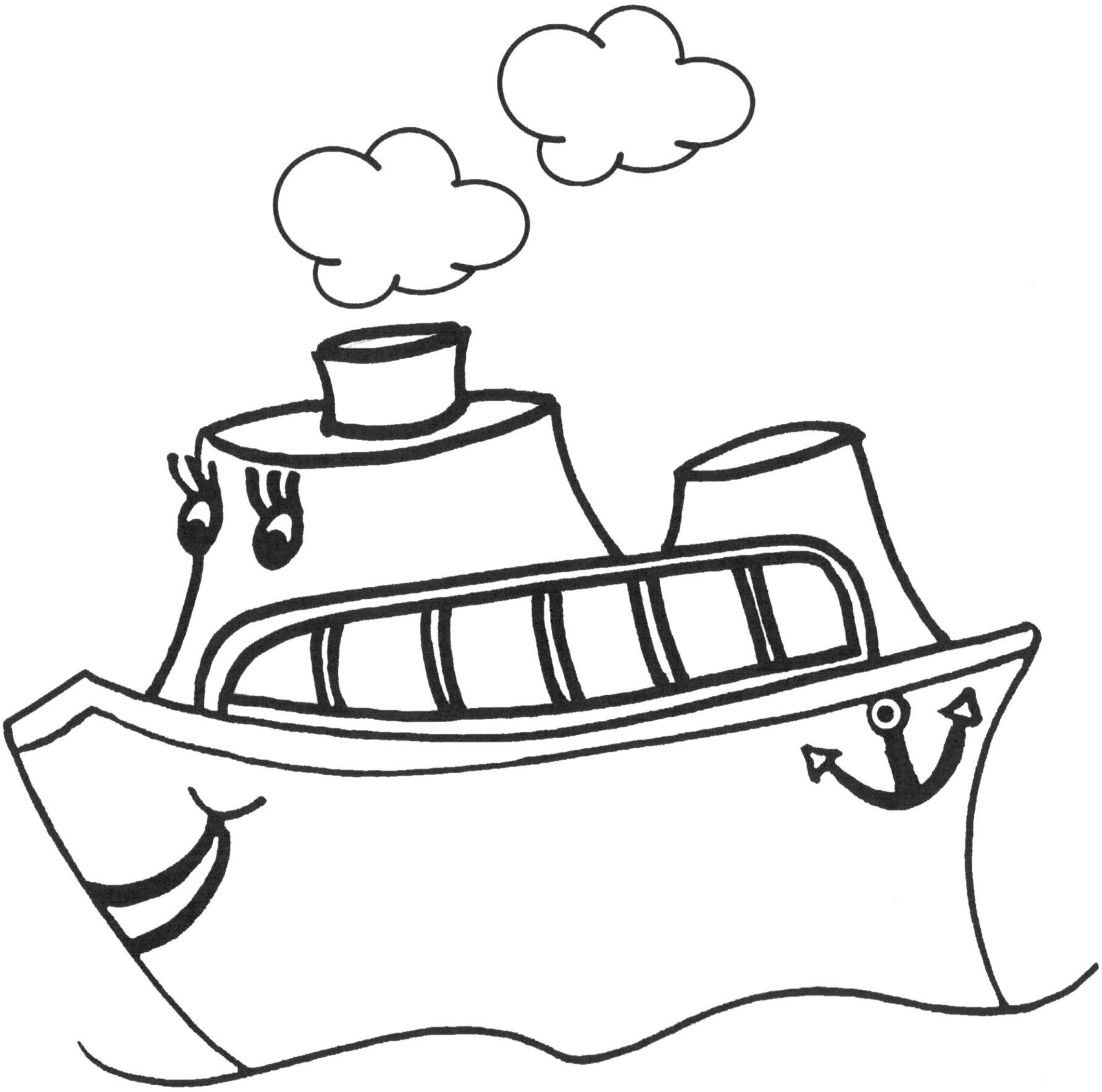

Übungsziel

Kennenlernen des Lautes **SCH**.
Lautebene: **Schsch** · Silbenebene: **Schuschu** · Wortebene: **Dampfschiff**
Satzebene: **Schuschu das starke Dampfschiffchen rauscht durchs Meer in Schweden.**

Übungsaufgabe für Zuhause
Schuschu sammelt Pakete ein

Übungsanleitung

Schuschu das starke Dampfschiffchen, soll Pakete abholen.
Bitte fahre mit einem Stift Schuschus Fahrt zu den entsprechenden Paketen nach.
Sage dabei laut die jeweilige Silbe, also scha, sche, schi, scho oder schu.

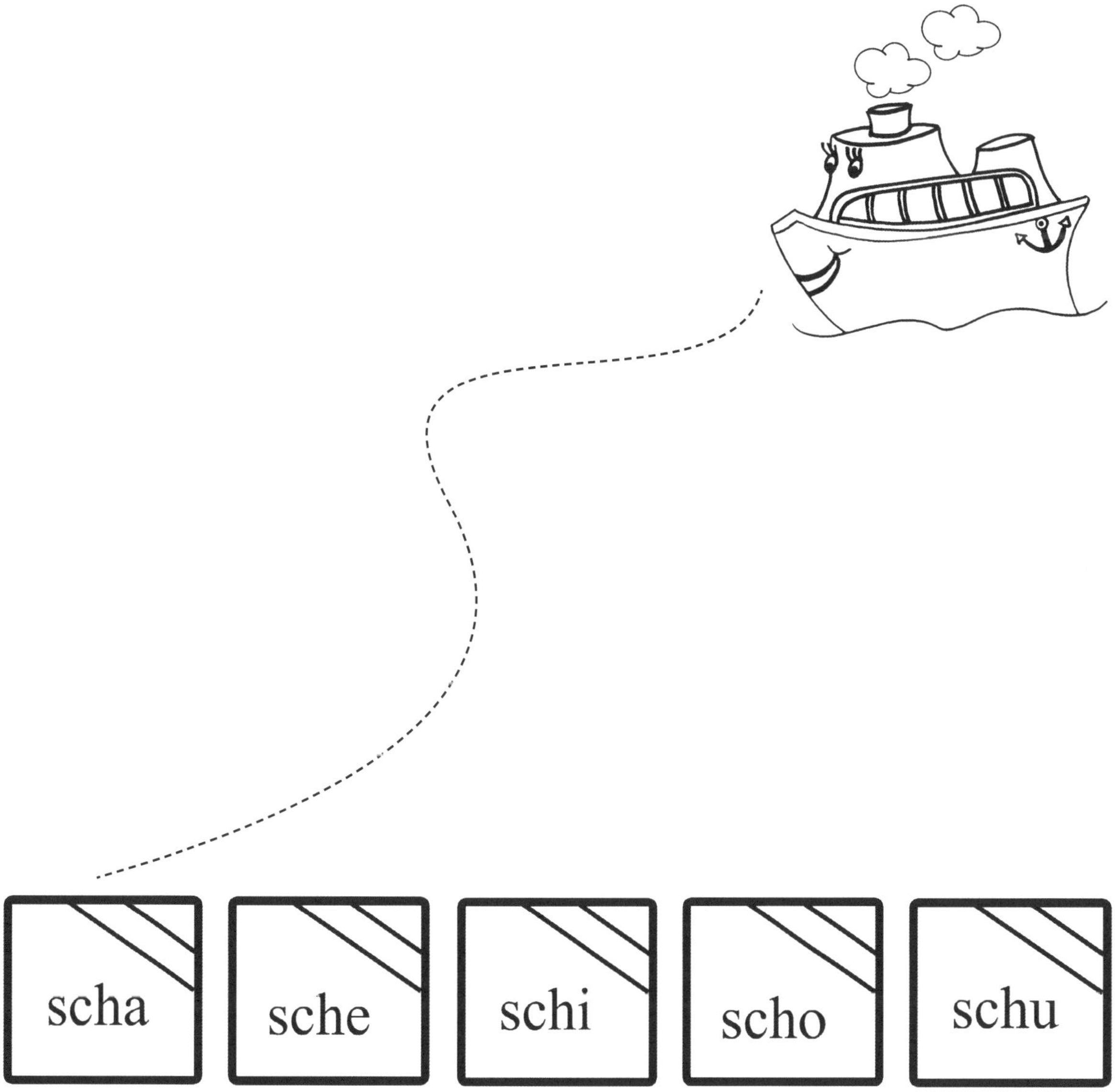

Übungsziel

Stabilisierung des Lautes **SCH** auf Silbenebene.

Übungsaufgabe für Zuhause
SCH-Übungsworte

Übungsanleitung

Bitte benenne die folgenden Bilder.

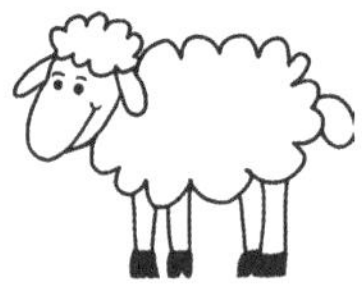
Schaf

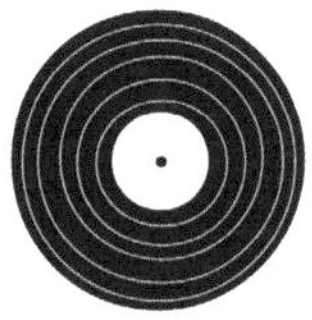
Schallplatte

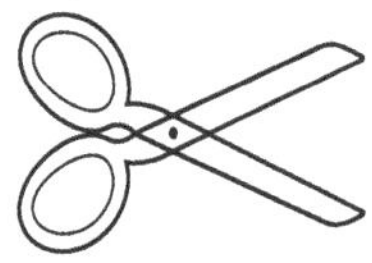
Schere

Schirm

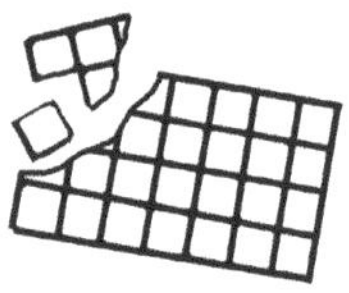
Schokolade

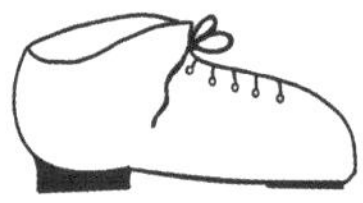
Schuh

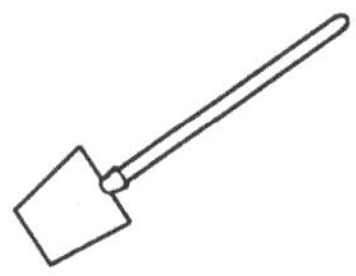
Schaufel

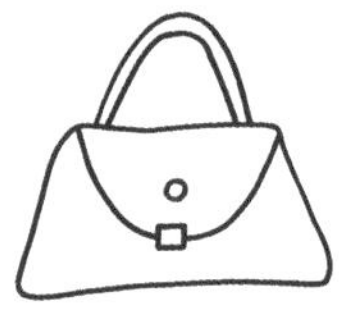
Tasche

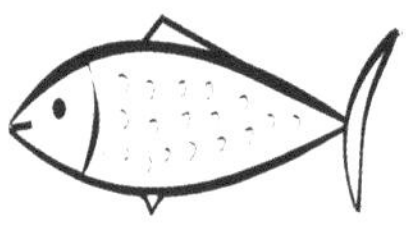
Fische

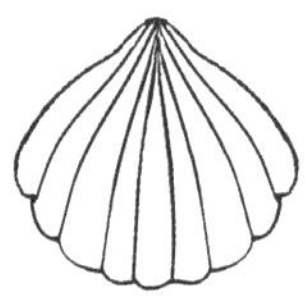
Muschel

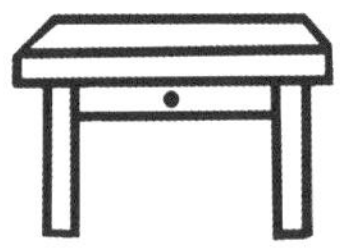
Tisch

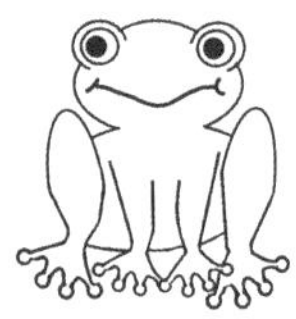
Frosch

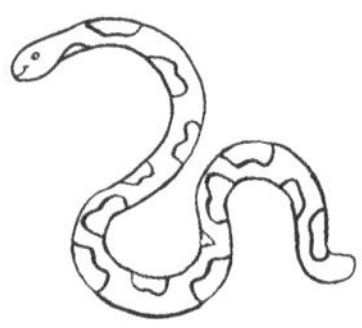
Schlange

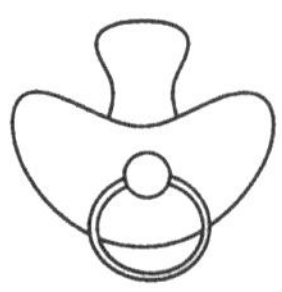
Schnuller

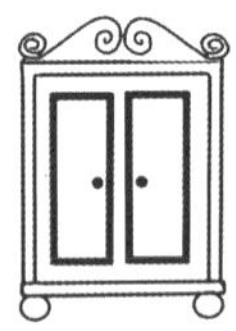
Schrank

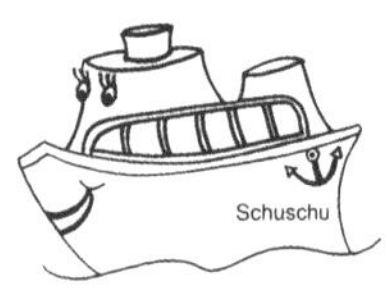

Schuschu

Übungsziel

Stabilisierung des Lautes **SCH** auf Wortebene.